中西医结合护理与康复指南

主编 王玉玲

天津出版传媒集团

天津科技翻译出版有限公司

图书在版编目(CIP)数据

中西医结合护理与康复指南 / 王玉玲主编. —天津：
天津科技翻译出版有限公司,2021.10
ISBN 978-7-5433-4137-1

Ⅰ.①中… Ⅱ.①王… Ⅲ.①中西医结合−护理学−
指南②中西医结合−康复医学−指南 Ⅳ.①R47−62
②R49−62

中国版本图书馆 CIP 数据核字(2021)第 157836 号

中西医结合护理与康复指南

ZHONGXIYI JIEHE HULI YU KANGFU ZHINAN

出　　版：天津科技翻译出版有限公司
出 版 人：刘子媛
地　　址：天津市南开区白堤路 244 号
邮政编码：300192
电　　话：022-87894896
传　　真：022-87895650
网　　址：www.tsttpc.com
印　　刷：天津新华印务有限公司
发　　行：全国新华书店
版本记录：710mm×1000mm　16 开本　13.25 印张　220 千字
　　　　　2021 年 10 月第 1 版　2021 年 10 月第 1 次印刷
　　　　　定价：58.00 元

编委会名单

主　编　王玉玲

副主编　董　丽　狄红月　李金亭　孙志萍　王会杰　赵术云

编　委　(按姓氏汉语拼音排序)

费玉玲　王　丽　王　霞　王树苓　王文锐　张晓波

张艳丽　赵秀娟

编　者　(按姓氏汉语拼音排序)

艾晨阳　蔡红雁　陈　颖　邓　宁　段丽红　谷晓玲

韩红梅　雷　云　李　璇　李慧平　李佳星　李孟芳

卢　丽　彭　胜　舒华英　孙　鑫　王　娟　王　燕

吴　敏　徐　丹　杨宏双　苑　娟　张　娜　张继颖

张斯清

序

　　由王玉玲主编的《中西医结合护理与康复指南》即将出版。主编在出版前嘱我为之作序,因此有幸先对书稿进行了拜读。在此简述所感,供读者参考。

　　习近平总书记在全国卫生健康大会上正式提出"大健康、大卫生"理念,医疗卫生工作转向以"健康为中心",中西医结合护理可借势而上,以其独特的专业优势在全生命周期管理中发挥非常重要的作用。本书主编作为天津市中医护理质量控制中心主任委员,同天津市中医院、中西医结合医院的护理同仁一道总结临床中西医结合护理实践,突出专业性、全程性,彰显中西医结合护理优势,全方位、立体地展现了中西医结合护理在未病先防、即病防变、瘥后防复中的作用。这是本书的特色之处,也是中西医结合护理与时俱进的精髓所在。

　　本书分为5章,分别介绍了中西医结合护理概述、中西医结合护理健康教育、常见证候中西医结合护理指导、常见病种中西医结合护理指导以及康复疗法。这5章内容以证候、病种为切入点,系统阐述了中西医结合护理与康复疗法对提高身体综合素质的作用。

　　最后,向所有编写者的辛勤付出表示感谢,更祝各位读者开卷有益,不断提高护理服务水平,更好地为大众健康助力。

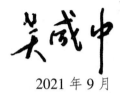

2021 年 9 月

前　　言

　　为了进一步助力健康中国战略,实践"大健康、大卫生"理念,凸显新时代下中西医结合护理在全生命周期健康管理中的优势作用,需要一本有关中西医结合护理提高人民身体素质的图书。为此,在天津市卫生健康委员会领导下,由天津市中医护理质量控制中心牵头组织各委员单位,中医院、中西医结合医院护理骨干共同总结中西医结合护理临床实践,编写了《中西医结合护理与康复指南》一书。本书具有较强的实用性,可供广大中医院、中西医结合医院,以及综合医院中医科护理工作者学习借鉴,也可为希望提高身体素质的读者提供指导。

　　本书共分5章:第1章为中西医结合护理概述;第2章为中西医结合护理健康教育;第3章为常见证候中西医结合护理指导;第4章为常见病种中西医结合护理指导;第5章为康复疗法。这5章内容主要围绕生活起居、饮食指导、用药指导、情志调护、中医适宜技术、康复疗法等方面立体展现促进康复的中西医结合护理方法,具备较强的专业性和指导性。

　　经过编委们多次讨论、精心准备、反复审稿,力争做到编写内容符合临床需求。由于理论水平和实践经验有限,难免会存在一些疏漏和不足,敬请广大护理同仁提出宝贵意见或建议,便于我们在今后不断补充和完善。

2021 年 7 月

目　录

第1章　中西医结合护理概述

第1节　中西医结合护理简介

　　中医药学是中华民族的伟大创造,是中国古代哲学的瑰宝,也是打开中华文明宝库的钥匙,为中华民族繁衍生息做出了巨大贡献,对世界文明进步产生了积极影响。我国高度重视中医药工作,特别是党的十八大以来,以习近平同志为核心的党中央把中医药工作摆在更加重要的位置,中医药改革发展取得显著成绩。我们一定要切实把中医药这一祖先留给我们的宝贵财富继承好、发展好、利用好。

　　中西医结合护理是一门应用科学。其取中医护理、西医护理以及新兴边缘学科的护理研究之所长,将现代科学知识与中医理论知识相结合,以整体观念和辨证分析为依据,通过中、西医护理方法给予患者恰当的照顾,保护和促进人类健康。

一、中西医结合护理的概念

　　1. 中医护理:是以中医理论为指导,运用整体观念及独特的传统护理技术,结合预防、康复和医疗等措施,对患者施以辨证护理,以促进人民健康的一种应用科学。其内容包括病情观察、生活起居、情志调护、饮食调理、用药护理、特色技术、康复护理等内容。中医护理历史悠久,体系完整,内涵丰富,并且外延广阔,涵盖了预防、护理、康复等内容,在未病先防、即病防变、瘥后防复的全过程中都有非常重要的作用。在实施过程中,要以整体护理为理念,以辨证施护为护理方法,以特色技术为手段,以达到最佳护理效果。

　　2. 现代护理:是以自然科学和社会科学理论为基础的研究维护、促进、恢复人类健康的护理理论、知识、技能及其发展规律的综合性应用科学。其是医学科学中的一门独立学科,是以现代护理观为指导,以护理程序为框架,对护理对象实施包括生理、心理、社会、文化、精神等全方位的整体护理。现代护理将"以患者为中心"

1

的护理理念和人文关怀融入对患者的护理服务中,在提供基础护理服务和专业技术服务的同时,加强与患者的沟通交流,为患者提供人性化护理服务。其不断丰富和拓展对患者的护理服务内涵,提供全程化、无缝隙护理,使护理工作更加贴近患者、贴近临床、贴近社会。

3.两者关系:护理贯穿于人的生命全过程,护理工作的重点是帮助患者对疾病做出积极的反应。护理人员要应用护理程序与交流技巧帮助患者达到最佳健康状况。护理人员通过照顾患者,帮助其实现自理的目标;护理人员还要在预防疾病和维护健康中发挥作用。中医护理与现代护理在护理理念、护理内容及方法上有许多共同和相似之处:随着生物–心理–社会医学模式的转变,在护理活动中坚持以人为中心的整体护理理念,从生物、心理、社会环境等方面进行全面评估,综合进行分析判断,从而制订全面的护理计划。而中医护理遵循中医传统理论,其精髓就是整体观念和辨证施护。可以说,两者存在一致性。中医学经过数千年检验形成的"天–地–人"医学模式与现代医学的"生物–心理–社会"医学模式不谋而合;中医有生活起居、饮食宜忌、情志护理及用药护理等,西医有饮食活动护理、心理护理、用药指导及健康教育;中医指出"心病禁咸",西医也明确表明,高血压患者要低盐饮食。以唐宗海、朱沛文、恽铁樵、张锡纯为代表的中西医汇通学派认为,中医和西医分别有各自的特色和优势,虽然起源不同,但均为医药治病,可以相互融合,张锡纯所著的《医学衷中参西录》充分揭示了中西医结合的理念,彰显了中西医结合的优点。

党的十九届五中全会强调"坚持中西医并重,大力发展中医药事业"。将中医护理的理论与现代护理融合,发挥各自特长,创建具有中国特色的中西医结合护理模式,中西医护理在理论体系、护理实践等方面相互联系、相互补充、相互完善,使辨病、辨证、辨证护理更加科学,为患者提供更加全面的、具有中西医结合特色的优质护理服务,并逐步走向国际化,这是中国护理事业发展面临的任务和挑战。

二、中西医结合护理的特点

中西医结合护理是医学的一个分支,属于自然科学范畴,辩证唯物主义思想是中西医结合护理指导思想的哲学基础,其具备整体观念、辨证施护两个基本特点。

1.整体观念:包括两个方面,即人体是一个有机的整体以及人与外界环境的统一性。①人体是一个有机的整体。构成人体的各个组成部分之间在结构上是不可分割的,在生理功能上是互相协调、互相为用的,在病理上是相互影响的。②人与外界环境的统一性。其注重人与自然环境、社会环境的关系。人体生理和病理上的变化不断受到自然界的影响,人类在能动地改造自然的斗争中,维持机体正常的生命活动。

2. 辨证施护:是从整体观出发,通过望、闻、问、切四诊的方法收集患者相关疾病的病史、症状、体征等发生和发展的资料,进行分析、综合、概括、判断,对疾病进行证候定性,从而制订相应护理计划与护理措施的过程。辨证施护有"同病异护"和"异病同护"的特点,即辨证施护时要辨证地看待病与证之间的关系,同一疾病的不同证候在治疗与护理原则以及方法上不同;而不同疾病只要证候表现相同,便可采取相同的护理原则与措施。

中西医结合护理不但采用现代护理技术与方法,其特色中医技术的使用更能在临床起到事半功倍的作用。近年来,在国家中医药管理局的具体指导下,中华中医药学会护理分会发布了 18 项护理人员需掌握的特色技术,如耳穴贴压、艾灸、拔罐、刮痧、穴位按摩、中药湿热敷、穴位贴敷疗法等,这些特色技术都具有很好的疗效,既丰富了中西医结合护理的内涵,又扩大了护理的范畴,使中西医结合护理发挥更大的作用,更好地体现中西医结合护理的特色之处。

三、中西医结合护理的主要内容

1. 中西医结合病情观察与资料收集:病情观察是护理工作的重要内容,全面、细致、及时、准确是提高护理质量的重要环节。在对中西医结合护理途径的探讨中,将西医的生命体征、望触叩听及病情观察所收集的资料与中医四诊有机地结合起来,通过观神态,量体温,摸脉搏,看舌象,听声音,嗅气味,问饮食和睡眠、二便等,取两者之长,既辨病又辨证,比单纯用中医或西医观察更加完善、细致。例如:测体温不仅要知道体温高低,还要结合有无恶寒、出汗,以及舌象、脉象、大小便等,区分其表里、虚实,为辨证施治和辨证施护提供临床依据。摸脉不仅要按西医要求观察频率、节律等,而且要按中医诊脉的理论区分各种脉象,以辨别虚实和病邪深浅。

2. 辨病和辨证相结合的护理:西医护理遵从辨病施护。不同疾病给予相应的护理,同病同护、异病异护、专病专护,即所谓的"护病"。中医护理更加侧重于宏观,通过调节人体的自身组织能力,恢复脏腑气血的正常关系,强调人与自然的和谐统一,强调人本身就是一个和谐统一的有机整体。中西医结合护理即将"辨病"

和"辨证"结合起来,如对高热患者的护理,西医常用药物或物理方法降温;中医则根据证候采取不同的护理方式,如发热、恶寒、苔白、脉浮等表寒证者,宜解表疏散,喝热汤、盖被安卧等,促使邪从汗解;而高热无恶寒、苔黄、脉洪等里热证者,宜清热、冷敷降温,效果最好。这说明中西医结合辨证施护,不仅丰富了护理内涵,增加了护理内容,而且提高了护理效果。

3. 中西医结合的生活起居护理:生活起居护理是指患者在患病期间,护理人员根据病情予以相应的指导和精心合理的生活照料,中西医都要求患者的居住环境清洁、整齐、舒适、安静。但西医对病室的温度、湿度以及特殊病室的细菌数等有一定的标准,一般温度以 18~22℃、湿度以 50%~60%为宜,有统一的管理制度,按时通风,保持清洁,以保证患者有适宜休养和治疗的环境。中医则根据"六淫致病"的学说及辨证的观点,对于风、寒、暑、湿、燥、火引起的不同病证,生活起居有不同的护理要求,其目的是保养患者正气,调节机体内外的平衡,增强机体抗御外邪的能力,促进疾病的治疗和身体的康复。如阳虚证、寒证患者居室温度应偏高些,阴虚证、热证患者可略低些;如气血两亏、阳气不足的老年患者应注意保暖,不可受风、受凉等。同时强调起居有常,劳逸适度。因此,中西医结合护理可使患者的生活起居更为科学合理,更加符合休养要求,对患者的恢复有促进作用。

4. 中西医结合的情志护理:情志护理以良好的护患关系为桥梁,应用科学的护理方法,改善和消除患者的不良情绪,从而达到预防和治疗疾病的目的。西医根据心理学观点,通过积极的语言、表情、态度和行为来影响患者的心理状态,消除不良的情绪反应,促进其向健康方向发展。中医基础理论中有专门关于情志与脏腑功能的论述,中医认为人有七情变化,即喜、怒、忧、思、悲、恐、惊,七情是人体对外界客观事物和现象所做出的不同的情志反应。情志过度刺激,就会引起脏腑气血功能紊乱,导致疾病的发生。一般认为喜、惊伤心,怒伤肝,思伤脾,悲、忧伤肺,恐伤肾,情志的刺激可对各脏器有不同的影响。因此,中西医结合的情志护理更具有针对性,可根据具体问题进行情志疏导,消除各种不良的情志刺激,更利于身体的恢复。

5. 中西医结合的饮食护理:合理的饮食是促进身体恢复的重要环节。中西医饮食护理各有特点。西医通过计算饮食的热量及营养成分,根据疾病的特点配制成各种药膳。中医认为,合理的饮食是人体五脏六腑、四肢百骸得以濡养的源泉,合理的饮食和良好的饮食习惯是维持人体正常身体功能的关键之一。历代医者在治疗患者疾病时,不但重视药物调节,而且重视饮食的调养作用。各种食物都有不同的性味,应根据疾病的不同属性,结合患者的脾胃虚实和运化功能制订膳食方案。如果将两者结合起来,在西医流质、半流质、软质、普食四种基本饮食护理的基础上,结合中医"药食同源"和病证寒、热、表、里、虚、实,根据食物寒、热、温、凉四性和辛、甘、酸、苦、咸五味,辨证实施饮食护理,制订不同病证食疗方案,创立一套科学的、有民族特点的中西医结合饮食学,既符合疾病的饮食治疗原则,又贴近患者的日常生活。例如糖尿病患者的食谱可按照患者的体重计算每日所需的总热量及糖、蛋白质、脂肪的比例,还可根据中医饮食分类,选择降糖止渴的食物(如山药、洋葱等),使糖尿病患者的食谱既营养丰富,又能更好地配合治疗。

6. 药物护理:药物治疗的根本原则是遵医嘱正确用药,了解药物的性能、特点、用法、用量、功效、适应证、禁忌证及不良反应。而中药有独特的用法要求:一般中药宜在进食前、后 2 小时服用;病位在下(如肝肾疾病)宜在饭前服用;病位在上(如眼病、咽喉病)宜在饭后服用。健胃药、制酸药宜在饭前 1 小时服用;消导药和(或)对胃肠有刺激作用的药宜在饭后 1 小时服用;安神药宜在睡前半小时服用;滋补药宜空腹服用等。同时要注意服药的温度,有温服、热服、冷服之分。除此之外,用药后还需要进行如下观察和护理:①服发汗药后,应多饮水、热汤或稀粥,以助药力发挥,注意只可周身微汗,不可大汗,以免耗伤津液;②服滋补药宜在饭前空腹服用,以助药物吸收;③服泻下药,应中病即止,邪去为度,不宜过剂;④危重患者服药后,应严密观察其神志、瞳孔、生命体征的变化,服药后,若出现异常情况(如腹痛、气短、面色苍白、大汗出、脉沉细等),应及时处理。

7. 康复指导:中西医结合护理具有丰富的护理内容,在患者疾病的不同阶段均可以提供康复指导,以达到促进康复的目的。西医的康复包括脏腑、器官及身体功能的恢复及相关护理过程。在病后康复阶段,中医认为患者的脏腑功能尚未完全恢复,应加强患者的情志护理,给予合理的饮食调护,鼓励适当进行体育锻炼,以增强体质,使脏腑功能完全恢复。康复的方法很多,包括中医特色技术、合理饮食、调摄情志、药物应用、生活起居调护、自然疗法、运动疗法、娱乐及物理康复疗法等。通过康复护理达到形神共养、动静结合、协调脏腑、通调经络、养正祛邪、综合调理的作用。中西医协同护理可加速患者的康复进程。

四、中西医结合护理的优势

1. 中西医结合护理理念方面:中西医结合护理的文化理念与大健康理念具有共性,中医文化倡导"天人合一"的整体观、"辨证论治"的思辨观、"未病先治"的预防观和"标本兼治"的中和观;均体现"以人为本,以不生病为目的"的思想,其与

"大健康"理念不谋而合。对此,护理人员应树立中西医结合的理念和思维,运用中西医结合的护理知识和技能,帮助患者治疗疾病和恢复健康,利用通俗易懂的语言,积极宣传中西医结合相关理念及保健方法,防病于未然,帮助人们积极地适应自然环境,坚持健康行为。

2. 中西医结合护理模式方面:为建立一个具有中医特色、技术成熟、价格低廉的医疗卫生模式,融合中西医学的新模式"状态医学"应运而生。其以中医"天人合一、辨证施护"为理念,利用现代数据挖掘和信息处理等手段和方法,对人体进行连续动态、宏观、微观等全面评估,为患者提供健康维护、早期诊断、临床干预及效果评价等医疗护理服务。此外,国内的"第三方健康管理服务""动态健康管理模式"等,均以"治未病"为理念,体现在"大健康"背景下中西医结合护理贯彻"预防为主"卫生方针将发挥更重要作用。护理工作中我们也在积极探索中西医结合的护理模式,很好地运用中西医护理的特长,既掌握基础护理、专科护理、现代化护理手段和管理方法,又结合中医护理特色,为患者提供更优质的护理服务,作者在十二五中西医结合护理重点专科建设中一直提倡"西医护理强实力、中医护理增特色、中西医结合为根本"的护理方法,取到良好效果。

3. 中西医结合护理程序方面:护理程序(nursing process)是指导护理人员以满足护理对象的身心需要、恢复或促进护理对象的健康为目标,科学地确认护理对象的健康问题,运用系统方法实施计划性、连续性、全面整体护理的一种理论与实践模式。护理程序一般包含4个步骤,即评估、护理问题、计划、实施和评价。中西医结合护理模式采用的是全面化、路径化的护理,包含以下方面:①运用中西医结合综合护理方法进行全面评估;②经过综合判断确定护理问题;③制订完整的中西医结合护理计划;④按计划实施和进行效果评价。以期验证效果并不断完善和丰富其内容。

第 2 节　实施中西医结合护理的意义

中西医结合护理契合新时代的健康理念,《中国护理事业发展规划纲要(2016—2020 年)》明确提出:"推动中医护理发展,大力开展中医护理人才培养,促进中医护理技术创新和学科建设,推动中医护理发展。"

一、实施中西医结合护理符合专业发展要求

1. 政策支持:我国历来对中西医结合事业高度重视,特别是党的十八大以来,以习近平同志为核心的党中央把中医药工作摆在更加重要的位置,提出:"传承精华、守正创新……坚持中西医并重,推动中医药和西医药互补,协调发展。"当前,中医药振兴发展迎来天时、地利、人和的大好时机。随着中西医结合医学的发展,中西医结合护理也成为一个涵盖内容丰富,多层次、多方位发展的学科。

2. 时代需求:中国特色社会主义进入新时代,随着人们对健康美好生活需求的不断增长,2016 年习近平总书记在全国卫生与健康大会上正式提出"大健康、大卫生"理念。十九大报告中提出实施健康中国战略,要完善国民健康政策,为人民群众提供全方位全周期健康服务。而中西医结合护理将西医护理和中医护理优势互补、互相促进、共同发展,运用中西医结合护理的理念和方法,在综合评估、病情观察、全面护理、健康教育等方面具有优势和特色,不仅能帮助患者减轻痛苦,提高医疗效果,促进康复,缩短住院时间,而且丰富了护理手段,从而提高护理质量和护理效果,为提高患者满意度起到积极的作用。

3. 学科发展的要求:2011 年 3 月 8 日国务院学位委员会、教育部公布了新版《学位授予和人才培养学科目录》,其中护理学从临床医学二级学科中分化出来,成为一级学科,与中医学、中药学、中西医结合、临床医学等一级学科平行,为护理学科的发展提供了更大的发展空间。因此,完善与创新中西医结合护理理论体系内涵,探索建立具有中西医结合临床、教学、科研能力的专科护士培养模式,促进中西医临床护理规范化,推动中西医结合护理的科学研究逐步深入并走向国际,是新时代中西医结合护理学科发展的目标和要求。

二、政策保障利于中西医结合的开展

1. 人才培养是关键:《中国护理事业发展规划纲要(2016—2020 年)》明确提出:"推动中医护理发展,大力开展中医护理人才培养,促进中医护理技术创新和学科建设,推动中医护理发展。"国家中医药管理局制定并推广优势病种中医护理方案。中医医疗机构和综合医院、专科医院的中医病房要按照《中医医院中医护理工作指南》《中医护理常规、技术操作规程》等要求,积极开展辨证施护和中医特色专科护理,加强中医护理在老年病、慢性病防治和康复中的作用,提供具有中医药特色的康复和健康指导,加强中西医护理技术的有机结合,促进中医护理的可持续发展。为此,国家中医药管理局在全国遴选了 18 所国家中医药优势特色教育培训基地(中医护理),天津市中西医结合医院名列其中。天津市中西医结合医院作为全国唯一的一所中西医结合护理的培训基地,以其独具特色的优势,培养中西医结合护理人才。

2. 做好中西医护理,需从以下几个方面入手。

(1)促进中西医结合护理专科的规范和发展:应充分挖掘和整理中医医学典籍中关于护理理论的描述和护理实践的记载,运用现代护理学的研究思路,结合中医传统理念,重新诠释护理学科的核心概念"人、环境、健康和护理",完善与创新中医护理理论体系内涵。以"西医护理强实力、中医护理增特色、中西医结合为根本"的理念,加大中医护理基础课程在护理教育体系中的比例,注重培养中西医结合护理人员的临床技能和科研思维能力,提升院校中西医结合护理实践能力,培养具备中西医结合专业特长的专业护理人员。

(2)推动中医特色技术的应用和推广:借助政策支持和推动作用,着力将中西医结合护理方案与优势病种相结合,通过解决护理难点和中西医结合护理方案临床应用的效果分析,以国家中医药管理局颁布的"护理人员中医十八项特色技术"为指导,在患者治疗和护理的不同阶段,进行辨证施术,规范开展中医技术项目,发挥中医药简、便、效、廉的优势,并通过观察,提高中医技术在临床的实施效果,中西医护理技术并用,促进患者康复。

(3)提高中西医结合护理科研水平:本着传承、创新、发展的理念,运用科学研究的思维和方法,拓展中西医结合护理的研究领域,注重中西医结合护理的模式创新和方法创新,发挥护理在患者疾病治疗和康复中的优势,研究和探讨中西医结合护理的实际效果,采用多学科、跨部门协作,促进中医护理科研的全方位快速发展。

三、实施中西医结合护理与弘扬传统文化结合

中西医结合护理文化是中国传统医学文化不断吸收西方文化中优秀元素并加以改造形成的一个新型的、带有人类医学文化精华的文化体系。其随着护理团队的成立而产生,随着护理团队经济条件、科技创新及内部环境等发展而变化。近年来,尽管我国人民健康和医疗卫生水平有了大幅度提高,但随着工业化、城镇化、老龄化等进程加快,我国医疗行业仍面临巨大考验。在当前大环境下,护理人员对于中西医结合护理文化建设要注意以下两方面内容。

1. 传承中西医文化精华:中西医结合文化中的中医文化思想自身存在艰难晦涩的特点,其传承存在很多困难。党的十八大以来,以习近平总书记为核心的党中央将中医药的工作摆在更加重要的位置,坚持中西医并重,传承发展中医药事业。中医文化是中医护理发展生存的土壤,思想方法的源泉,理论体系的基础。自古以来,中医治病以"医、药、护"为一体,我国传统中医学中一直包含丰富的护理内容。故对于中西医结合护理文化的发展而言,认真研读中医经典、温习传统文化、熟悉中医思维是必不可少的;对于中医经典的学习而言,应既背其文,又明其意;既掌握理论操作,又学习思辨悟证。目前中医护理理念方法等均散落在传统医学著作中,护理相关书籍仅对部分理念方法进行提炼引用,其所蕴含的丰富的护理内涵尚无系统的整理和归纳,中西医结合文化还在探索阶段,对于其丰富的内涵文化,仍需我们潜心学习并挖掘。

2. 传承中创新发展:时代不断发展,对中西医结合护理提出了新要求、新标准。在潜心学习传统文化的同时,我们也要开阔视野,吸收学习国外先进护理理念,丰富中西医结合护理内涵,以促进中西医护理文化融合,解决医疗系统和疾病治疗过程中的各种疑难问题。在应用传统中医护理技术时,也要善于学习利用先进方法,将中医技术"简、便、效、廉"的优点发挥得更加充分。现代医学技术的创新结果,既是中西医创新理论的思想源头,又是中西医创新理论论证的重要依据,在临床实践中,应融合现代医学与中医护理,创造出中西医结合适宜技术和护理方法。

第3节　突出中西医护理的特色,为健康中国助力

党的十九大提出的"实施健康中国战略"基于人民对美好生活的需求,旨在全面提高人民健康水平,促进人民健康发展,为新时代建设健康中国明确了具体落实方案。建设健康中国的根本目的是提高全体人民的健康水平。"大健康、大卫生"理念是习近平总书记在全国卫生与健康大会上正式提出的,"大健康"是根据时代发展、社会需求与疾病谱的改变,提出的一种全局的理念。在此背景下,医疗卫生工作从"以疾病为中心"向"以健康为中心"转变,其宗旨是转变被动的治疗到主动的健康管理,体现了健康中国战略在顶层设计上的实施。我们要牢固树立创新、协调、绿色、开放、共享发展理念,坚持中西医并重,充分遵循中医药自身发展规律,以推进、继承、创新为主题,以增进和维护人民群众健康为目标,拓展中医药服务领域,促进中西医结合,发挥中医药在促进卫生、经济、科技、文化和生态文明发展中的独特作用。中西医结合护理作为健康中国的重要力量,应从以下几个方面突出中西医结合护理特色。

一、中西医结合护理文化的创新

中医传统文化与现代医学均以全周期健康为治疗理念,中西医结合护理是我国传统中医文化与现代化西医文化的相互融合, 其与健康中国战略目标一致,大力倡导"大医精诚"理念,强化职业道德建设,形成良好行业风尚。在此背景下,中西医结合护理文化应从以下方向着手创新。

1. 汲取传统医学文化精华:中西医结合护理文化是由中医文化分支发展而来的,不能离开文化根基,空谈文化创新。

2. 开拓思维理念,顺应时代要求:满足社会与人们对医疗行业的需求是中西医结合护理文化创新的重要追求。时代赋予了中西医结合事业新要求、新标准,要推动我国医疗行业发展必须结合实际,形成符合我国社会医疗行业发展、适宜我国人民需要的中西医结合护理模式。

3. 不断与外来文化交流、借鉴与融合:为实现文化创新,需要博采众长,应学习和吸收不同文化,取长补短,以我为主,为我所用,将西方先进文化融入现有护理文化,充分发挥中医药防病治病的独特优势和作用。

当前,中医药发展站在更高的历史起点上,迎来天时、地利、人和的大好时机。国务院印发实施的《中医药发展战略规划纲要(2016—2030 年)》,将中医药发展摆在了经济社会发展全局的重要位置。加快推进健康中国建设,迫切需要在构建中国特色基本医疗制度中发挥中医药特色作用。中医药符合当今医学发展的方向,适应疾病谱的变化和老龄化社会的要求,为中医药振兴发展带来广阔前景。中医药文化作为中华民族优秀传统文化代表,将为建设文化强国提供不竭动力。

二、中西医结合护理在全生命周期管理中的作用

《"健康中国 2030"规划纲要》提出的"共建共享、全民健康",是建设健康中国的战略主题,其核心是以人民健康为中心,坚持以基层为重点,以改革创新为动力,预防为主,中西医并重,把健康融入所有政策,人民共建共享的卫生与健康工作方针,针对生活行为方式、生产生活环境以及医疗卫生服务等健康影响因素,推行健康生活方式,减少疾病发生,强化早诊断、早治疗、早康复,实现全民健康。《中医药发展战略规划纲要(2016—2030 年)》指出:中医药发展的基本原则要坚持以人为本、服务惠民;坚持继承创新、突出特色;坚持深化改革、激发活力;坚持统筹兼顾、协调发展。坚持中医与西医相互取长补短,发挥各自优势,促进中西医结合,在开放中发展中医药。围绕中医诊疗具有优势的重大疑难疾病及传染性疾病,以提高临床疗效为目标,开展中西医临床协作,强强联合,优势互补,目标同向,协作攻关,形成独具特色的中西医结合诊疗方案,促进中西医临床协作机制建设和服务模式创新。

全民健康是建设健康中国的根本目的。立足全人群和全生命周期两个着力点,提供公平可及、系统连续的健康服务,实现更高水平的全民健康。《黄帝内经·素问·四气调神大论篇》提出:"圣人不治已病,治未病,不治已乱,治未乱。"治未病说的是应该对疾病的发生和发展采取预防措施,防患于未然。在无病状态下,中西医结合护理的主要干预方式(如养性调神、起居调护、运动等)体现顺应自然的思想理念。在欲病状态下,采取药膳调摄、拔罐、贴敷、刮痧、药浴及其他生活管理方式,体现未病先治的思想理念。在已病状态下,采用针灸、推拿、中药及其他临床治疗手段。目前我国疾病谱逐渐趋于慢性复杂性疾病,适宜的中西医结合护理方式可缓解慢性病症状,在慢性病健康管理中有很高的应用价值,利于病情控制。实现从胎儿到生命终点的全程健康服务和健康保障,全面维护人民健康。

三、中西医结合护理的发展与展望

随着中西医结合护理的不断深入发展,汲取中西医理论精华,形成中西医护理理论体系,拓展中西医结合护理的内涵及外延,加强中西医结合护理专科、专病规范化建设,注重中西医结合护理高层次人才培养,从理论体系、技术规范、临床护理的效果和广大人民群众健康理念的树立着手,并进行多方位的科学研究,这些都为中西医结合护理的发展提供了很好的平台。我们要以理论创新为基础,科学研究为动力,人才培养为关键,特色技术为方法,促进健康为根本,不断总结、不断探索、勇于实践,发挥中西医结合护理在维护人民健康中的强大作用。

第2章　中西医结合护理健康教育

第1节　健康教育的概念和内涵

一、健康教育的概念

人类最宝贵的财富是健康,它关系到每个人、每个家庭的切身利益。传统的健康观是"无病即健康"。世界卫生组织提出:"健康不仅是躯体没有疾病,还要具备心理健康、社会适应能力和良好的道德。"

健康教育是以传播、教育、干预为手段,以帮助个体和群体改变不健康行为、建立健康行为为目标,以促进健康为目的所进行的一系列活动及其过程。健康教育是有计划、有组织、有评价的系统干预形式,它以健康知识为基础,以传播健康信息为主要措施,以改善对象的健康行为为目标,从而达到预防疾病、促进健康、提高生活质量的目的。

护理健康教育综合了护理学和健康管理的相关知识,利用护理学和健康管理的基本理论和基本方法,针对不同人群进行的相关教育活动,提高其自我保健及健康管理的能力,达到预防疾病、保持健康、促进康复、建立健康行为、提高生活质量的目的。

中西医结合护理健康教育是中西医护理的一个分支,以健康管理、中医调摄和康复理论为基础,涉及生活起居、精神调摄、饮食宜忌、疾病预防、运动康复等,贯穿于促进患者建立健康生活方式及维护人的健康各方面。

二、健康教育的内涵

健康教育的宗旨是调动个人、集体和社会的积极性,有效地利用有限的资源来达到最大的健康效果。《健康中国行动(2019—2030年)》提出:"要牢固树立'大卫生、大健康'理念,坚持预防为主、防治结合的原则,通过普及健康知识,参与健康行动,提供健康服务,延长健康寿命的路径,实现健康中国的总体目标。"

通过健康教育可以增强全民的预防保健意识,提高身体素质,有利于降低我国慢性病、传染病的发病率,提高全民健康素养。

现代护理学赋予护理人员的根本任务是帮助患者恢复健康,帮助健康者提高健康水平。所以护理活动包含临床护理和健康教育两部分内容,健康教育对象广泛、内容丰富全面、形式多种多样,针对不同的教育对象,实施个性化的健康教育方法。

三、实施健康教育的意义

2019 年 7 月,国务院公布《关于实施健康中国行动的意见》,提出加快推动从以治病为中心转变为以人民健康为中心,动员全社会落实预防为主方针,实施健康中国行动,提高全民健康水平。实施健康中国行动,需要全民树立健康意识,了解健康管理的基本知识,掌握健康管理的方法,做到未病先防、既病防变、瘥后防复。中医药的"三防"思想正是公共卫生体系建设的内容和途径。

1. 未病先防:预防是经济、有效的健康策略。

中医药防治疾病的"正气存内,邪不可干"集中体现了未雨绸缪、防微杜渐的预防思想,并逐步构成了"未病先防""既病防变"和"瘥后防复"的"三防"理论体系,形成了独具特色、丰富多样的技术方法。《黄帝内经·素问·上古天真论篇》讲述了预防的重要性,"虚邪贼风,避之有时,恬淡虚无,真气从之,精神内守,病安从来",分别强调预防体外致病因素以及增强体内因素。以"未病先防"推进预防关口前移,充分调动人的主观能动性,通过合理的饮食、作息、良好的生活习惯、科学的体育锻炼等来增强人体正气,提高身体免疫力,并保持健康的体魄和良好的心理状态,正确地应对压力,增强体质,颐养正气,提高身体抗病能力,同时能适应客观环境,采取各种有效措施,做好预防工作,避免致病因素的侵害,以防止疾病的发生,达到"未病先防"。

2. 既病防变:是指在疾病发生的初始阶段,应力求做到早期诊断、早期治疗,以防止疾病的发展及传变。

《金匮要略》依照《黄帝内经》"既病防变"的思想,提出"见肝之病,知肝传脾,当先实脾"的传变与防治规律。疾病传变一般都是由浅入深,并可由一脏腑传至另一脏腑。通过准确诊断、辨证施治、综合的治疗护理手段、科学调养,尽快控制疾病,恢复元气,防止进一步发展和传变。

3. 瘥后防复:是指除邪务尽,防止疾病复发。

注重患者康复治疗延伸,充分发挥中西医结合在康复中的作用,并要做好预后跟踪回访,为恢复期患者提供康复评估和健康指导(如用药指导、中医适宜技术、饮食指导、情志调护、其他康复指导),以增强体质,提高免疫力。

第 2 节　健康教育的内容和方法

中西医结合护理健康教育是指在中医理论指导下,针对不同人群,通过各种方法,达到增强体质、预防疾病、延年益寿目标的教育活动。其中包含了中西医健康管理的理念,特别是中医调摄的理念,这种教育方法顺应自然规律,使人体达到阴阳平衡,并个性化制订健康教育计划。中医调摄的四大基石是起居、饮食、情志、运动。现围绕这四个方面进行论述。

一、生活起居护理

生活起居护理是指根据日常行为给予相应的指导和精心合理的照顾。其目的是保持人体正气,调整身体内外平衡,增强身体抗御外邪的能力。《黄帝内经·灵枢·本神篇》指出:"智者之养生也,必顺四时而适寒暑。"中医调摄的一个基本要求是"起居有常",即起居作息要有规律,这是强身健体、延年益寿的重要原则。若起居作息毫无规律,恣意妄行,会导致适应能力减退、抵抗力下降、发病率上升等现象,进而引起早衰,影响寿命。

(一)顺四时,调阴阳

1. 中医认为人是一个有机整体,人与自然环境相统一,人与社会相统一。《黄帝内经》指出:"人以天地之气生,四时之法成。"因此,应根据四时阴阳变化和自然界的规律合理安排生活起居。根据不同的季节、气候的变化进行调整,遵循春夏养阳、秋冬养阴的原则。

春季万物复苏、阳光明媚(春生):春天养阳,适量运动,调养阳气。早晨应早起,呼吸新鲜空气,沐浴温暖阳光。需注意春季气候变化较大,要随时增减衣服,以防风寒。

夏天植物生长茂盛(夏长):夏季护阳,应保存自身阳气。夏季气候炎热,作息安排宜晚卧早起,中午适当午休,以避炎热,消除疲劳。锻炼应在清晨和傍晚,不宜过于剧烈地运动。

秋天是收获季节(秋收):秋季养阴,神气内敛防燥。秋季气候冷热多变,天气逐渐转凉,人体阳气内收,阴气渐长,以"养收之道"为主,《黄帝内经·素问·四气调神大论篇》指出:"早卧早起,与鸡俱兴。"并要注意保持情绪平稳,预防秋季疾病的发生。

冬天气候寒冷(冬藏):冬季阴气盛极,阳气潜伏,蓄阳,宜早睡以养人体阳气,晚起以护人体阴精,待日出之后再到户外活动,以防外寒伤阳。

2.睡眠充足,劳逸适度:睡眠是最重要的休息方式,入眠时心定、神定、肢体宽舒,身体和精神都可以得到充分的休息。睡眠能有效地消除疲劳,调节情绪,恢复体力。睡眠时间因人而定,以充足而不过度为宜,睡眠不足或过多都会耗气伤精,使人头昏眼花,体软无力。因此,要掌握适当的睡眠时间。

《备急千金要方》指出:"养性之道,常欲小劳,但莫大疲及强所不能堪耳。"要动静结合,劳逸适度,才能通畅气血,增强体魄。避免过劳伤人,即久视伤目、久立伤骨、久行伤筋,避免精神过于疲劳。同时,要注意避免过逸,要合理活动和用脑,避免久卧伤气、久坐伤肉。

(二)环境适宜

环境与疾病之间存在密切联系,良好的环境有利于身心健康和疾病的康复。要做到温湿度适宜,光线适度。首先房间要保持空气流通,定期通风换气,通风时忌强风、对流风,以防感冒。室温保持在18~22℃,湿度以50%~60%为宜,体寒阳虚证者室温略高些,阴虚热证者室温略低些,光线充足而柔和,休息时光线要暗,保证充足的睡眠。居室要保持安静,避免噪声影响休息。

二、饮食指导

饮食与健康和疾病存在密切的联系,合理的饮食和良好的饮食习惯是维持人体正常生命活动的物质基础。

(一)营养均衡,科学合理

饮食要科学、合理,营养搭配均衡。《黄帝内经》指出:"五谷为养,五果为助,五畜为益,五菜为充,气味合而服之,以补精益气"。如果饮食不当(如饮食过多或不足、偏食、饮食不洁)也可影响人体生理功能。中医有"药食同源"之说,对未病之人进行饮食调护可以补益身体,预防疾病;对已病之人进行饮食调护,则能调治疾病,缩短病程;对疾病恢复期者,则能增强体质,帮助身体康复。《黄帝内经·素问·生气通天论篇》指出:"谨和五味,骨正筋柔,气血以流,腠理以密,如是则骨气为精。"要注意饮食原则:①食物要多样,食量要适当;②油脂要适量,食盐要限量,甜食要少吃;③粗细要搭配,三餐要合理;④必须戒烟限酒。

(二)食物的四性五味

食物同药物一样具有四性五味(即寒、热、温、凉,酸、苦、甘、辛、咸),是从食物作用于身体后产生的反应中概括出来的。一般能够减轻或消除热证的食物属于寒性或凉性,反之能够减轻或消除寒证的食物属于温性或热性。寒性或凉性食物具有清热、泻火、解毒、润燥、生津作用,多用于热证,代表性食物有绿豆、西瓜、苦瓜、冬瓜、紫菜、白萝卜、香蕉等;温性或热性食物具有温中祛寒作用,多用于寒证,代表性食物有羊肉、辣椒、姜、葱、蒜、酒等。平性食物不寒不热,性质比较平和,应用范围广,如胡萝卜、黑豆、玉米、花生、猪肉、牛肉、牛奶、鸡蛋、无花果等。

五味及食物的基本味道包括酸、甘、苦、咸、辛,不同性味的特点和功效各不相同。常见的 300 多种食物中,平性食物和甘味食物居多,适合大众需求。

食物的五味作用与适应证见表 2-1。

表 2-1　食物的五味作用与适应证

味	特点及作用	适应证	举例
酸	收敛和固涩作用	虚证、多汗、泄泻、尿频、遗精	乌梅涩肠止泻
甘	补益、和中、缓急	虚证、痛证	红糖补益脾胃、止痛
苦	泻热、燥湿、坚阴	热证、湿证、气逆	苦瓜泻热
咸	软坚、散结、泻下	热结便秘、瘰疬	海藻可软坚消散
辛	发散、行气血	表证、气滞血瘀证	胡椒温里行气

(三)食物的功效

食物的功效是食物性能的重要组成部分,食物的功效不同,作用也不相同。一般认为,红色食物入心,青色食物入肝,黄色食物入脾,白色食物入肺,黑色食物入肾。

食物和功效见表2-2。

表2-2　食物和功效及代表性食物

食物的功效	代表性食物
降压、降脂、防止血管硬化作用	海藻、紫菜、山楂、木耳、香菇、大蒜、洋葱、荷叶、莲子心、芹菜、荸荠、海蜇、蜂蜜等
消炎作用	大蒜、菠菜根、马齿苋、油菜、慈姑等
解毒作用	番茄、绿豆可清热解毒;生姜、醋可解鱼蟹之毒;茶叶、白扁豆可解药物之毒;大蒜有抑菌解毒之功效;蜂蜜也有解毒效果
降糖止渴作用	南瓜、山药、豌豆、茭白、乌梅、苦瓜等
清热解毒作用	西瓜、冬瓜、黄瓜、苦瓜、绿豆、扁豆、乌梅等
祛湿利水作用	西瓜、西瓜皮、冬瓜皮、绿豆、赤豆、玉米须、葫芦、鲤鱼、黑鱼等
强健脾胃作用	生姜、乌梅、鸡内金、麦芽、陈皮、山楂等
润肠通便作用	核桃仁、芝麻、松子、香蕉、蜂蜜等
镇咳祛痰作用	白果、杏仁、冬瓜仁、橘子、梨、萝卜等
止血作用	花生内衣、黄花菜、木耳、莲蓬、莲藕等
涩肠止泻作用	大蒜、马齿苋可用于热性泄泻;焦山楂、焦麦芽、焦谷芽、炒陈皮可用于食伤泻;薏米、莲子、炒山药可用于脾虚泄泻
补益作用	饴糖、大枣、花生、莲子、山药可补胃;羊肉、海参、虾可补阳;桂圆、红枣、荔枝可补血;枸杞、甲鱼、黑木耳可补阴
生奶作用	猪蹄、鲫鱼、生南瓜子、鱼头等

(四)饮食宜忌

《金匮要略》指出:"所食之味,有与病相宜,有与身为害,若得宜则益体,害则成疾。"因此,饮食调护需根据体质或病证科学搭配食物,强调饮食宜忌是很有必要的。

1. 针对病证合理饮食。外感病证宜食清淡食物,高热伤津者宜多饮水,忌食腥腻酸涩之品。肺系疾病饮食宜清淡,宜食富含维生素的食物,忌食油腻、辛辣刺激食物及烟酒和海产品。心系疾病饮食宜清淡、低盐,食盐控制在每日5~6g,多食富含维生素 B、维生素 C 及豆制品类食物,忌食高脂肪、高热量、高胆固醇食物,如动物油、内脏、鱿鱼、鳝鱼等。脾胃系疾病饮食应以清淡、细软、易消化、营养丰富的食物为主,忌食生冷、煎炸、刺激性食物,如浓茶、咖啡、巧克力等。肝胆系疾病饮食宜清淡,营养丰富,多食蛋、奶、鱼、豆制品及瘦肉,少食动物脂肪。胆道疾病急性期应以素食为主。肾系疾病饮食宜清淡、营养丰富,水肿者应食低盐或无盐食物,肾功能减退者饮食应以优质蛋白为主,低磷、低钙、高维生素、高热量,适当限制钠和钾的摄入。

2. 根据体质合理饮食。常见的几种体质如下。

阴虚体质:宜选用清补食物,如芝麻、糯米、蜂蜜、乳品、蔬菜、水果、豆腐、鱼类等。

阳虚体质:宜选用温补的食物,如羊肉、鹿肉等,在夏天可适当食用附子粥或羊肉附子汤。

气虚体质:宜选用补气食物,可常食粳米、糯米、小米、大麦、山药、大枣等,也可食"人参莲肉汤"等。

血虚体质:宜选用补血食物,如荔枝、桑葚、黑木耳、甲鱼、海参、羊肝等。

阳盛体质:宜选用清火食物,如水果、蔬菜、苦瓜等。

血瘀体质:宜选用活血食物,如桃仁、油菜、慈姑、黑豆等。

痰湿体质:宜选用健脾利湿、化痰祛湿食物,如白萝卜、紫菜、海蜇、洋葱、白果、赤小豆等。

气郁气滞体质:宜选用行气解郁食物,如佛手、橙子、荞麦、茴香、柑皮等。

三、情志调护

(一)情志与脏腑的关系

中医认为人有七情变化,即喜、怒、忧、思、悲、恐、惊。七情是人体对外界客观事物和现象所做出的不同的情志反应。正常的情志活动是体内脏腑、气血、阴阳调和的反应,同时又能反作用于人体,调达脏器,增强人体抗病能力,对维护人的健康起积极的促进作用。但如果情志过极,超出常度,就会引起气血脏腑功能紊乱,导致疾病的发生。一般认为喜、惊伤心,怒伤肝,思伤脾,悲、忧伤肺,恐伤肾。其中"心"在七情中起主导作用,故《黄帝内经·灵枢》强调:"悲哀忧愁则心动,心动则五脏六腑皆摇。"

情志变化直接影响脏腑气机,中医认为,疾病的发生与体内气血升降有关,百病生于气也,怒则气上,喜则气缓,悲(忧)则气消,恐则气下,惊则气乱,思则气结。

(二)情志调理的基本原则和方法

通过情志调理,可以调节脏腑气血功能,保持身心健康,预防疾病的发生。在恢复过程中,医务人员用诚挚、体贴的态度和语言,针对患者的情况采取有的放矢的方法,尽量避免不良因素的刺激,稳定患者情绪,使其神安气顺、气血调和、脏腑功能协调,促进患者康复。

1. 以情胜情法。这是一种独特的情志护理方法,《黄帝内经·素问·阴阳应象大论篇》中指出:"怒伤肝,悲胜怒;喜伤心,恐胜喜;思伤脾,怒胜思;忧伤肺,喜胜忧;恐伤肾,思胜恐。"善怒者以悲胜之,即以苦楚之言感之,使其气消而不上逆作怒。善悲者以喜胜之,即以喜悦之事开导之,使其重新振作精神。善思者以怒胜之,激其发怒,以疏达气机,心境畅快,而不再过度思虑。善喜者以恐胜之,以制约其过度兴奋。善恐者以思胜之,即劝导其深思熟虑,认清事情的本质,自无恐惧之感。

2. 移情解惑法。移情就是转移注意力,将关注的焦点转移到其他方面,对于过度焦虑的人,应想办法转移其注意力,可通过调动其兴趣爱好的方法(如运动、音乐、书法、唱歌等),陶冶情操,怡情养性。

另外,还要用劝慰开导的方法,帮助其了解疾病情况,针对不同的症结,做到有的放矢,动之以情,晓之以理,喻之以例,明之以法。《灵枢·师传篇》指出:"人之情,莫不恶死而乐生,告之以其败,语之以其善,导之以其所便,开之以其所苦,虽有无道之人,恶有不听者乎?"告知疾病的危害,说明疾病的转归,并给出具体调养的方法,调动主观能动性,战胜消极情绪,树立战胜疾病的信念。

3. 暗示疗法。通过语言、动作、表情、手势或其他方式等暗示性信息,使患者能直觉地接受教育者灌输的信息,从而改变自己的一些看法,调动身体积极因素,以积极的心态配合治疗。

4. 顺情从欲法。其是指顺从患者的意志、情绪,满足患者身心需要的一种方法。

施教者要在取得患者信任的前提下,鼓励其积极倾诉,充分宣泄内心的矛盾和痛苦,要排除不愉快的情绪,以消除心理障碍,解除心理负担,恢复正常情志。

5. 发泄解郁法。通过发泄、哭诉等方法,将忧郁、悲伤等不良情绪宣泄出来,达到释情开怀,身心舒畅的目的。

四、运动调摄

运动调摄强调内外兼修,调息养心,动静结合,养气以保神,运体以祛病。

《素问·宣明五气篇》提出:"久视伤血,久卧伤气,久坐伤肉,久立伤骨,久行伤筋。"强调的是有张有弛,劳逸结合,才能保持身体康健。

名医华佗创编了"五禽戏",模仿虎、鹿、熊、猿、鸟五种动物的动作,能治疗疾病,对活动全身肌肉、筋骨、关节都有益。

八段锦起源于宋代,是古代导引法的一种,是形体活动与呼吸运动相结合的健身功法。活动肢体可以舒展筋骨,疏通经络;与呼吸相结合,则可行气活血,周流营卫,斡旋气机,经常练习八段锦可起到防病治病、强身健体的作用。八段锦对人体的保健作用可从口诀中体现。例如"两手托天理三焦",即说明双手托天的动作对调理三焦功能是有益的。两手托天,全身伸展,又伴随深呼吸,一则有助于三焦气机运化;二则对内脏有按摩、调节作用,达到通经脉调气血、养脏腑的效果。同时,此动作对腰背、骨骼也有良好作用。其他诸如"调理脾胃须单举""摇头摆尾去心火"等,均是通过宣畅气血、展舒筋骸而达到保健的目的。八段锦的每一段都有锻炼的重点,而综合起来,则是对五官、头颈、躯干、四肢、腰、腹等部位进行了锻炼,对相应的内脏以及气血、经络起到了调理作用。

六字诀是我国古代流传下来的一种呼吸方法,为吐纳法。它的最大特点是:强化人体内部的组织功能,通过呼吸导引,充分诱发和调动脏腑的潜在能力来抵抗疾病的侵袭,它是通过啊、呵、呼、嘘、吹、嘻六个字的不同发音口型,唇齿喉舌的用力不同,以牵动不同的脏腑经络气血的运行。啊字功补肺气,呵字功补心气,呼字功培脾气,嘘字功平肝气,吹字功补肾气,嘻字功理三焦。很多文献对此有论述,《吕氏春秋》中就有关于用导引呼吸治病的论述。《庄子·刻意篇》中提出:"吹呴呼吸,吐故纳新,熊径鸟伸,为寿而已矣。"

除此之外,还有太极拳,其特点是动作柔软、放松;市民广播体操,其特点是简便易学,这些都是很好的锻炼方法。

适当的运动可强壮筋骨肌肉,滑利关节,使气机调畅,气血调和,可增强脏腑的功能活动,达到强身健体的目的。锻炼时还需要注意以下几点。

1. 掌握运动调摄的原则:强调动静结合,顺乎自然;提倡持之以恒,每天坚持;运动适度,不可过量;因人而异,循序渐进。

2. 锻炼方式与气候适宜:春季万物复苏,运动宜选在清晨,空气新鲜的户外,如散步、慢跑、打拳、郊游等;夏季气候炎热,运动宜选在清晨或傍晚进行,避开高温时段,选择项目包括散步、慢跑、打拳、游泳、做操等;秋季要防燥,可选散步、慢跑、游泳、爬山等运动,不可出汗过多;冬季要防寒保暖,运动应避免在清晨、大风、大雾、大雪中进行,锻炼后注意避免寒凉刺激。

第3节　加强健康教育,提高免疫力

"免疫"一词,最早见于中国明代医书《免疫类方》,指的是"免除疫疠",也就是防治传染病的意思。免疫力是指机体抵抗外来侵袭、维护体内环境稳定性的能力。在人体免疫力不足的情况下,各种各样的微生物、细菌、病毒、支原体、衣原体、真菌等都可以成为病原体,对人体造成感染,导致疾病的发生。

《黄帝内经》中提出"正气内存,邪不可干"的思想,人的调节能力就是人的正气。所谓正气就是对病原微生物的抵抗能力,以及自身的调节能力和适应能力,可见提高人体正气、提高免疫力是防治疾病侵袭的关键。

造成免疫力下降的因素包括熬夜、吸烟、饮酒、不良生活习惯及不良情绪刺激等,均可使人体免疫力下降。所以,我们希望采取从生活起居、情志护理、饮食指导、健康指导的系列措施,形成提高居民健康素养的护理模式,以期提高居民健康意识,掌握健康管理方法,提高全民健康素养。

1. 顺应四时:中医学认为人与自然是一个有机的整体,与外界环境不可分割。"春生、夏长、秋收、冬藏,是气之常也,人亦应之。"强调要顺四时、适环境、调阴阳,以增强身体适应自然气候变化的能力。

2. 调节情志:《黄帝内经》认为,喜、怒、忧、思、悲、恐、惊七种情志变化是人的精神活动状态。但突然、强烈或长期持久的情志刺激,超过正常的生理承受范围,使人体气机紊乱,脏腑阴阳气血失调,则导致疾病发生。面对突发情况,过度恐慌无疑是影响免疫力的危险因素,而正确面对、调整心态是我们度过困难时期的重要因素。

3. 劳逸结合:不能过度劳累,也不能过度安逸。过度劳累自然是消耗体能的重要因素,而过度安逸也是消耗体能的重要因素,"久卧伤气"就是这个道理。《黄帝内经》中记载通过散步、导引、按跷、吐纳、冥想等方法,达到防病的目的。

4. 合理饮食:"谨和五味"和"食饮有节"为饮食调护的原则。"五味",即酸、甘、辛、苦、咸,在中医学中则泛指各种食物。"谨和五味"即指饮食五味要适当调配,以取得丰富、全面的营养。如《素问·藏气法时论篇》提出:"五谷为养,五果为助,五畜为益,五菜为充,气味合而服之,以补精益气。"指出膳食结构平衡的重要性。"饮食有节"的意思是饮食要有份量节制、时间观念。份量节制,即"先饥而食,食勿令饱;先渴而饮,饮勿太过";时间观念是指饮食要有时间规律,既不能"过午不食",也不能"时时都食"。简单地说,对于正常人来说,合理搭配肉蛋、水果、蔬菜即可达到基本的膳食要求,没必要过度关注"营养品";一日三餐是正常人的合理饮食规律,避免"饥一顿、饱一顿"的不规律生活方式。

归结起来应做到以下几个方面:①保持心理平衡,戒慌戒躁;②饮食宜清淡且营养丰富,忌食生冷、辛辣、油腻之品,勿食野生类动物食品;③适量运动,宜进行有氧运动;④充分休息,保证睡眠充足;⑤保持咽喉清洁;⑥保持大便通畅。

第3章 常见证候中西医结合护理指导

第1节 便秘(习惯性便秘)

【疾病概述】

便秘是指由于大肠传导失司,致粪便秘结不通,在肠内滞留过久,排便周期延长,或周期虽不长,但粪质干结,排出艰难,或粪质不硬,虽有便意,但便而不畅的病证。便秘是临床多种急慢性疾病的常见症状,多发于中老年人,尤以女性多见。

西医学的功能性便秘、肠易激综合征、直肠及肛门疾患、内分泌疾病引起的便秘、药物性便秘,以及肌力减退所致的排便困难者均有此现象。

一、证候特点

(一)实秘

1. 热秘:大便干结,脘腹胀满,口干口臭,面红身热,心烦不安,小便短赤。治护原则:泻热导滞,润肠通便。

2. 气秘:大便干结,或不甚干结,欲便不得出,或便而不爽,腹中胀痛,胸胁痞满,食欲缺乏,嗳气频作,肠鸣矢气。治护原则:顺气导滞,降逆通便。

(二)虚秘

1. 气虚秘:大便并不干硬,虽有便意,但努挣用力仍排出困难,汗出气短,便后面色苍白,神疲乏力,肢倦懒言。治护原则:益气润肠。

2. 血虚秘:大便干结,排出困难,面色无华,心悸气短,头晕目眩,失眠健忘。治护原则:养血润肠。

3. 阴虚秘:大便干结,如羊屎状,形体消瘦,两颧红赤,潮热盗汗,心烦不寐,头晕耳鸣,腰膝酸软。治护原则:滋阴通便。

4. 阳虚秘:大便艰涩,排出困难,面色㿠白,四肢不温,腹中冷痛,腰膝酸冷,小便清长。治护原则:温阳通便。

二、中西医结合健康指导

(一)生活起居

排便环境要隐蔽舒适,纠正忍便的不良行为,养成定时排便的习惯。避免久坐不动,每天进行适量的体育锻炼。进行顺时针摩腹和提肛运动,以促进肠蠕动,改善排便状况。保持肛周皮肤的清洁干燥,如有肛门疾病,可于便后用高锰酸钾溶液或苦参、五倍子等清热燥湿中药煎汤后坐浴,肛裂者可于坐浴后外敷黄连膏。

(二)饮食指导

饮食宜清淡、易消化,多食新鲜的水果和蔬菜,多饮水,宜食具有润肠通便作用的食物,避免辛辣刺激、煎炸之品,忌烟酒。

1. 热秘者,宜食清热凉润之品,如麦冬、鲜芦根等煎水代茶饮,或饮蜂蜜水,以泄热润肠通便。

2. 气秘者,宜多食行气润肠通便之品,如柑橘、萝卜、佛手、木香、花生等。

3. 阳虚秘者,宜食温阳润肠之品,如肉苁蓉、韭菜、羊肉、狗肉、核桃等,多饮热饮或热果汁,忌食生冷瓜果。

4. 气虚秘者,宜食健脾益气之品,如山药、无花果、黄芪、党参等。

5. 血虚秘者,宜食养血润肠通便之品,如大枣、黑芝麻、枸杞、当归等。

(三)用药指导

指导患者养成定时排便的习惯,勿过度依赖泻下药物。严格遵医嘱给予通便泄泻的药物,不可滥用。服药后,应注意观察排便的次数、量和粪质的特点。

1. 热秘者,中药汤剂宜饭前空腹或睡前凉服,大黄煎煮时应后下。

2. 虚证便秘者,中药汤剂宜空腹温服。

3. 气虚秘者,可多服用补气养阴的茶饮,如党参茶。

(四)情志调护

长期便秘给生活和工作带来极大的不便和痛苦,由此加重焦虑、抑郁等不良情绪。情志失调也是导致便秘的重要因素,要学会自我放松、调摄情志的方法,避免过度紧张、忧思,保持心情舒畅。

(五)中医适宜技术

1. 穴位按摩

(1)目的:疏通经络,散寒止痛,健脾和胃,消积导滞,扶正祛邪。

(2)原理:在中医基本理论指导下,运用手法作用于人体穴位。通过局部刺激,可疏通经络,调动机体抗病能力,从而起到防病治病、强身健体的作用。

(3)遵医嘱辨证施术。

A.实秘者,可按揉或推按天枢、中脘、足三里、大肠俞、支沟、曲池等穴;

1)天枢:足阳明胃经常用腧穴,主治便秘。

2)中脘:任脉常用腧穴,主治腹胀。

3)足三里:足阳明胃经常用腧穴,主治便秘。

4)大肠俞:足太阳膀胱经常用腧穴,主治腹胀。

5)支沟:手少阳三焦经常用腧穴,主治便秘。

6)曲池:手阳明大肠经常用腧穴,主治便秘。

B.虚秘者可轻揉中脘、足三里、脾俞、胃俞、大肠俞后,横擦肾俞、命门和八髎穴,以透热为度。

1)中脘:任脉常用腧穴,主治腹胀。

2)足三里:足阳明胃经常用腧穴,主治便秘。

3)脾俞、胃俞、大肠俞、肾俞:足太阳膀胱经常用腧穴,主治腹胀等。

4)命门:督脉常用腧穴,温阳。

5)八髎穴:主治小腹胀痛。

2. 耳穴贴压

(1)目的:疏通经络,调节脏腑气血功能,促进机体的阴阳平衡。

(2)原理:采用王不留行籽、莱菔子等丸状物贴压于耳郭上的穴位或反应点,通过其疏通经络,调节脏腑气血功能,从而防治疾病、改善症状。

(3)遵医嘱辨证施术,取穴大肠、三焦、脾、腹、皮质下、肺、乙状结肠。

3. 中药外敷

(1)目的:有效促进肠蠕动,从而减轻胀气,大便潴留症状。

(2)原理:将新鲜中草药切碎、捣烂,或是将中药末加赋形剂调匀成糊状,敷于患处或穴位,从而发挥功效。

(3)遵医嘱辨证施术,热秘者可用大黄、芒硝、枳实、厚朴研成细末后,用香油调制外敷于神阙穴;冷秘者可用葱白、生姜、食盐制圆药饼敷于神阙穴。

神阙穴:任脉常用腧穴,主治腹痛、水肿等。

4. 中药热熨

(1)目的:疏通腠理,调理气血,以助运化。

(2)原理:将中药加热后装入布袋,在人体局部或一定穴位上移动,利用温热之力使药性通过体表透入经络、血脉,从而起到温经通络的作用。

(3)遵医嘱辨证施术,阳虚秘者可用肉苁蓉或吴茱萸炒热后于腹部进行热熨,以温补肾阳。

第 2 节　痛证

一、头痛

【疾病概述】

因风、寒、温、热等外邪侵袭,或风火虚阳上扰、痰浊瘀血阻滞,致经气不利、气血逆乱、清阳不升、脑神失养等所致。以患者自觉头部疼痛为主要临床表现。病位在经络、气血及脑髓。

西医学的脑血管病变、颅内占位性病变、血管神经性头痛、三叉神经痛等均有此现象。

(一)证候特点

1. 风寒头痛:头掣牵连项,遇风受寒头痛加重,恶风寒,喜以布裹头。治护原则:疏风散寒。

2. 风热头痛:头胀痛如裂,微恶风,面红,目赤,口渴喜饮,排便不畅或便秘,尿赤。治护原则:疏风清热。

3. 风湿头痛:头痛如裹,肢体困重,纳呆胸闷,小便不利,大便或溏。治护原则:祛风胜湿。

4. 肝阳头痛:头痛而胀,心烦易怒,失眠,胸胁胀痛,面赤,口苦。治护原则:平肝潜阳。

5. 痰浊头痛:头痛眩晕,胸脘满闷,呕恶痰涎。治护原则:健脾化痰,降逆止痛。

(二)中西医结合健康教育

1. 生活起居。居住环境安静、整洁,空气新鲜,避免对流风。风寒头痛者,室内应温暖。风热头痛者室温不宜过高,光线应柔和,适当锻炼,如遇剧烈头痛时,应及时就诊。

2. 饮食指导。以清淡、利湿、易消化为原则,勿过饱,忌食肥腻、黏滑及烟酒刺激之品。

3. 用药指导。遵医嘱按时给药,病情不明时不能给止痛药。

4. 情志调护。稳定患者的情绪,解除思想顾虑,配合治疗。

5. 中医适宜技术。主要有开天门经穴推拿和刮痧。

(1)开天门经穴推拿

1)目的:减轻疼痛,温经通络。

2)原理:以按法、点法、推法、叩击法等手法作用于经络腧穴,具有减轻疼痛、调节胃肠功能、温经通络等作用。

3)遵医嘱辨证施术,取穴印堂、太阳、头维、攒竹、睛明、鱼腰、丝竹空、四白、百会、风池、肩井、合谷等。

(2)刮痧

1)目的:疏通腠理,驱邪外出,疏通经络。

2)原理:在中医经络腧穴理论指导下,应用边缘钝滑的器具,如牛角类、砭石类等刮板或匙,蘸上刮痧油、水或润滑剂等介质,在体表一定部位反复刮动,使局部出现瘀斑,通过其疏通腠理,驱邪外出;疏通经络,通调营卫,调节脏腑功能,从而防治疾病。

3)遵医嘱辨证施术,取穴头维、百会、风池、肩井等,以及头部经络。

二、心痛

【疾病概述】

　胸痹(心痛)是指胸部呈现发作性憋闷、疼痛,甚则以心痛彻背、气短喘息不得卧等为主要临床表现。多因邪痹心络、气血不畅所致,病位在心、血络。

　西医学的冠心病、心绞痛、心肌梗死等均有此现象。

(一)证候特点

1. 气机阻滞:心胸憋闷,两胁胀满,常欲太息,多因情志不畅而诱发或加剧,腹胀。治护原则:疏肝理气,活血通络。

2. 血瘀闭阻:心胸如针刺或绞痛,痛有定性,胸闷,气促,肢体麻木。治护原则:活血化瘀,通脉止痛。

3. 寒凝心脉:心胸绞痛,形寒肢冷,甚则心痛彻背,心悸,气短,冷汗出,口干喜热饮。治护原则:辛温散寒,宣通心阳。

4. 痰浊壅盛:胸闷,气短,头晕,目眩,胸胁胀满,咳腻痰,纳呆便溏,恶心,呕吐。治护原则:通阳泄浊,豁痰宣痹。

5. 心气不足:心胸阵阵隐痛,胸中憋闷,气短,心悸,动则尤甚,倦怠乏力,懒言易汗出。治护原则:益气活血,通脉止痛。

6. 心阳亏虚:心胸疼痛,心悸,胸闷,畏寒神倦,遇冷加重,气短,乏力,动则气喘,肢末欠温,自汗。治护原则:温补阳气,振奋心阳。

7. 心阴虚损:胸闷,心痛,心悸怔忡,虚烦不得眠,五心烦热,潮热盗汗,口干少饮,尿赤,便干。治护原则:滋阴清火,养心活络。

(二)中西医结合健康指导

1. 生活起居。慎起居,适寒温,劳逸结合以养元气,保持心情舒畅,切忌情绪激动。病情好转后要适当活动,不宜久坐久卧。

2. 饮食指导。饮食宜清淡、细软,多食水果和蔬菜。不宜过饱或过咸,忌食生冷、油腻之品,戒烟酒。保持排便通畅,大便秘结者,遵医嘱服用通便药物。

3. 用药指导。严格遵医嘱用药,用药后密切观察其反应。心痛发作,遵医嘱给予急救药物,如速效救心丸、硝酸甘油片舌下含服或遵医嘱针刺镇痛。寒凝心脉者,宜保暖,中药热服。

4. 情志调护。消除患者紧张、恐惧、不安等心理,保持心情平静,安心治疗。

5. 中医适宜技术。一般有穴位贴敷、耳穴贴压、中药泡洗、穴位按摩、中药离子导入、艾灸几种。

(1)穴位贴敷

1)目的:通经活络。

2)原理:将药物制成一定剂型,敷贴到人体穴位,通过刺激穴位,激发精气,从而起到通经活络、清热解毒、活血化瘀、消肿止痛、行气消痞、扶正强身的作用。

3)遵医嘱辨证施术,取穴心俞、膈俞、脾俞、肾俞等。

(2)耳穴贴压

1)目的:疏通经络,调节脏腑气血功能,促进机体的阴阳平衡。

2)原理:采用王不留行籽、莱菔子等丸状物贴压于耳郭上的穴位或反应点,通过其疏通经络,调节脏腑气血功能,从而防治疾病、改善症状。

3)遵医嘱辨证施术,取穴心、神门、交感、内分泌、肾等。

(3)中药泡洗

1)目的:止痛。

2)原理:借助泡洗时洗液的温热之力及药物本身的功效,浸洗全身或局部皮肤,从而起到活血、止痛、祛瘀等作用。

3)遵医嘱辨证施术,常选用当归、红花等活血化瘀药物。

(4)穴位按摩

1)目的:疏通经络,散寒止痛,健脾和胃,扶正祛邪。

2)原理:在中医基本理论指导下,运用手法作用于人体穴位。通过局部刺激,可疏通经络,调动机体抗病能力,从而起到防病治病、强身健体的作用。

3)遵医嘱辨证施术,取穴内关、神门、心俞等。

(5)中药离子导入

1)目的:抗炎镇痛。

2)原理:利用直流电将药物离子通过皮肤或穴位导入人体,作用于病灶,从而起到活血化瘀、软坚散结、抗炎镇痛等作用。

3)遵医嘱辨证施术,取手少阴心经和手厥阴心包经上的穴位,以及足太阳膀胱经的背俞穴等。

(6)艾灸

1)目的:温经通络,活血行气,散寒祛湿,消肿散结,回阳救逆。

2)原理:用某些燃烧材料熏灼或温熨体表的一定部位,借灸火的热力和药物的作用,刺激经络腧穴。

3)遵医嘱辨证施术,寒凝血瘀、气虚血瘀者取穴隔姜灸,取穴心俞、膈俞、膻中、气海等,每日交替施灸,也可选用艾条灸,取穴足三里、内关等。

三、腹痛

【疾病概述】

腹痛是以腹部疼痛为主要临床表现,多因六淫外感,或饮食不节、情志所伤、气滞血瘀、脉络不和所致,不通则痛,病位在大肠、小肠、子宫、膀胱。

西医学的胰腺炎、阑尾炎、消化道肿瘤、肠梗阻等均有此现象。

(一)证候特点

1. 寒邪内阻证:腹痛急起,挛急而痛,得温痛减,遇寒尤甚,恶寒身倦,手足不温,口淡不渴,小便清长,大便自可。治护原则:散寒温里,理气止痛。

2. 湿热壅滞证:腹部胀痛拒按,烦渴引饮,大便秘结或溏滞不爽,身热自汗,小便短赤。治护原则:泄热通腑,行气导滞。

3. 中虚脏寒证:腹痛绵绵,隐隐作痛,喜热,恶冷,痛时喜按,饥饿劳累后加重,得食休息后减轻,神疲乏力,气短懒言,形寒肢冷,胃纳不佳,面色无华,大便溏薄。治护原则:温中补虚,缓急止痛。

4. 饮食积滞证:脘腹胀满而痛拒按,嗳腐吞酸,厌食,痛而欲泻,泻后痛减,粪便奇臭,或大便秘结。治护原则:消食导滞,理气止痛。·

5. 肝郁气滞证:脘腹疼痛,胀满不舒,攻窜两胁,痛引少腹,时聚时散,得暖、得矢气则舒,遇忧、思、恼、怒则剧。治护原则:疏肝解郁,理气止痛。

6. 瘀血内停证:少腹疼痛,痛如针刺,痛处固定,经久不愈。治护原则:活血化瘀,和络止痛。

(二)中西医结合健康指导

1.生活起居。注意气候变化,避免六淫外袭。生活起居有规律,保证充足的睡眠。虚寒型腹痛要注意保暖避寒,腹部用腹带或置热水袋。伴有发热、出血时,绝对卧床休息。

2.饮食指导。饮食宜清淡、易消化,营养丰富,忌食辛辣之品,忌烟酒;虚寒型腹痛忌生冷饮食。急性腹痛诊断未明确诊断时,应暂时禁食。

3.用药指导。腹痛伴大便秘结者,可保留灌肠或口服通腑中成药。急性腹痛诊断未明确时,应暂时慎用镇痛药。

4.情志调护。稳定患者的情绪,解除思想顾虑,配合治疗。

5.中医适宜技术。一般有中药热熨、耳穴贴压、穴位按摩三种。

(1)中药热熨

1)目的:散寒止痛。

2)原理:将中药加热后装入布袋,在人体局部或一定穴位上移动,利用温热之力使药性通过体表透入经络、血脉,从而起到温经通络、行气活血、散寒止痛、祛瘀消肿等作用。

3)遵医嘱辨证施术,虚寒型腹痛取脐灸或腹部止痛。

(2)耳穴贴压

1)目的:疏通经络,调节脏腑气血功能。

2)原理:采用王不留行籽、莱菔子等丸状物贴压于耳郭上的穴位或反应点,通过其疏通经络,理气止痛。

3)遵医嘱辨证施术,腹胀痛者,取穴神门、皮质下、胃、脾、小肠等。

(3)穴位按摩

1)目的:疏通经络,散寒止痛,健脾和胃,消积导滞,扶正祛邪。

2)原理:在中医基本理论指导下,运用手法作用于人体穴位。通过局部刺激,可疏通经络,调动机体抗病能力,从而起到防病治病、强身健体的作用。

3)遵医嘱辨证施术,饮食停滞者,可按揉或推按天枢、中脘、足三里、大肠俞、支沟、曲池穴。

第 3 节　失眠

【疾病概述】

　　失眠是以经常不能获得正常睡眠为特征的病证，表现为睡眠时间和深度不足，且不能消除疲劳、恢复精力。轻者入睡困难，或寐而不酣，时寐时醒，或醒后不能再寐，严重者彻夜不寐，常影响人们正常的工作、生活、学习和身心健康，患者群以中老年人多见。

　　西医学中的神经症、慢性消化不良、贫血、更年期综合征、动脉粥样硬化症等均有失眠现象。

一、证候特点

　　1. 肝火扰心证：不寐多梦，甚则彻夜不眠，急躁易怒，伴头晕头胀，目赤耳鸣，口干而苦，不思饮食，便秘溲赤。舌红苔黄，脉弦而数。治护原则：疏肝泻火，镇心安神。

　　2. 痰热扰心证：心烦不寐，胸闷脘痞，泛恶嗳气，伴头重，目眩。舌偏红，苔黄腻，脉滑数。治护原则：清化痰热，和中安神。

　　3. 心脾两虚证：不易入睡，多梦易醒，心悸健忘，神疲食少，伴头晕目眩，面色少华，四肢倦怠，腹胀便溏。舌淡苔薄，脉细无力。治护原则：补益心脾，养血安神。

　　4. 心肾不交证：心烦不寐，入睡困难，心悸多梦，伴头晕耳鸣，腰膝酸软，潮热盗汗，五心烦热，咽干少津，女子月经不调，男子遗精。舌红少苔，脉细数。治护原则：滋阴降火，清心安神。

　　5. 心胆气虚证：虚烦不寐，胆怯心悸，触事易惊，终日惕惕，伴气短自汗，倦怠乏力。舌淡，脉弦细。治护原则：益气镇惊，安神定志。

二、中西医结合健康指导

(一)生活起居

卧室环境宜安静,避免噪声和强光的刺激,床铺软硬适度、清洁,创造良好的睡眠环境。生活要有规律,建立良好的作息时间,按时就寝,适当参加体育锻炼以促进睡眠,避免睡前过度兴奋。心脾两虚者,应注意劳逸适度,避免思虑过度,多参加体育活动;心肾不交、阴虚内热者,应注意休息,忌恼怒,节房事。

(二)饮食指导

以清淡、易消化为饮食原则,少食肥甘厚味、辛辣刺激之品,忌烟酒,睡前避免饮用咖啡、浓茶等。

1. 肝火扰心证者,宜食用清肝泻火之品,如白萝卜、柑橘、芹菜、菊花等。

2. 痰热扰心证者,宜食用清热化痰之品,如山药、海带、荸荠等。

3. 心脾两虚、心胆气虚证者,宜食用补气养血安神之品,如莲子、大枣、酸枣仁、桂圆等。

(三)用药指导

安神药应于睡前服用以利于改善睡眠状况,中药汤剂以温服为主,服药后注意睡眠的习惯、时间和形态,以及眩晕、耳鸣、心悸等伴发症状是否得到缓解。严格遵医嘱定时定量服药,避免长期依赖安眠药物。

(四)情志调护

重视情志调护对改善睡眠的作用,放松心情,学会自我情绪调节,保持心情舒畅,做到喜怒有节,避免过度兴奋、焦虑、惊恐等不良情绪。

(五)中医适宜技术

1. 耳穴贴压

(1)目的:疏通经络,调节脏腑气血功能,改善症状。

(2)原理:采用王不留行籽、莱菔子等丸状物贴压于耳郭上的穴位或反应点,通过其疏通经络,调节脏腑气血功能,养血安神。

(3)遵医嘱辨证施术,夜卧不安者,取穴皮质下、神门、心、脾、交感等。

2. 穴位按摩

(1)目的：疏通经络，散寒止痛，健脾和胃，消积导滞，扶正祛邪。

(2)原理：在中医基本理论指导下，运用手法作用于人体穴位。通过局部刺激，可疏通经络，从而起到防病治病、改善症状的作用。

(3)遵医嘱辨证施术。

1)肝火扰心证者，遵医嘱按揉风池、肩井、肝俞、胆俞、太冲等穴。

2)心脾两虚证者，遵医嘱按揉头面部和背部的经络，取穴印堂、神庭、太阳、睛明、攒竹、百会、心俞、脾俞、神门。

3)心胆气虚证加肾、胆，或睡前用温水泡脚 30 分钟后，交替按摩涌泉穴。

第 4 节　心悸

【疾病概述】

心悸是指气血亏虚，或痰饮瘀血阻滞，致心失所养，心脉不畅，心神不宁，以自觉心中悸动，惊惕不安，甚则不能自主为主要临床表现的一种病证。心悸包括惊悸和怔忡。惊悸是因惊恐而诱发的自觉心跳不安的病证。怔忡是不因惊恐而自发的心中悸动，惊惕不安，甚至不能自主的一种病证。心悸一般多呈阵发性，每因情绪激动或过度劳累而诱发，发作时常伴气短、胸闷，甚至眩晕、喘促、晕厥，脉象或数或迟，或节律不齐。

西医学中各种原因引起的心律失常，如心动过速、心动过缓、期前收缩、心房颤动或扑动，以及心功能不全、神经症等，均有心悸的现象。

一、证候特点

1. 心虚胆怯证：心悸不宁，善惊易恐，稍惊即发，劳则加重，兼有胸闷气短，自汗，坐卧不安，恶闻声响，少寐多梦而易惊醒。治护原则：镇惊定志，养心安神。

2. 心血不足证：心悸气短，失眠多梦，思虑劳心则甚，兼有神疲乏力，眩晕健忘，面色无华，口唇色淡，纳少腹胀，大便溏薄。治护原则：补血养心，益气安神。

3. 阴虚火旺证：心悸失眠，眩晕耳鸣，兼有形体消瘦，五心烦热，潮热盗汗，腰膝酸软,视物昏花,两目干涩,咽干口燥,筋脉拘急,肢体麻木,急躁易怒。治护原则:滋补肝肾,养心安神。

4. 心阳不振证:心悸不安,动则尤甚,形寒肢冷,兼有胸闷气短,面色苍白,自汗,畏寒喜温或伴心痛。治护原则:温补心阳。

5. 水饮凌心证:心悸眩晕,肢面水肿,下肢为甚,甚至咳喘,不能平卧,兼有胸脘痞满,纳呆食少,渴不欲饮,恶心呕吐,形寒肢冷,小便不利。治护原则:振奋心阳,化气利水。

6. 瘀阻心脉证:心悸,胸闷,心痛时作,兼有两胁胀痛,善太息,形寒肢冷,面唇紫暗,爪甲青紫。治护原则:活血化瘀,理气通络。

7. 痰火扰心证:心悸气短,胸闷胀满,兼有食少腹胀,恶心呕吐,或伴烦躁失眠,口干口苦,纳呆,小便黄赤,大便秘结。治护原则:理气化瘀,宁心安神。

二、中西医结合健康指导

(一)生活起居

保持居室内环境安静、整洁,空气清新,温湿度适宜,注意四时气候变化,防寒保暖,以免外邪侵袭诱发或加重心悸。避免噪声及恐慌刺激。起居有节,劳逸适度。心悸发作时宜卧床休息,有胸闷、头晕、喘息等不适时,应取高枕卧位或半卧位,吸氧。水饮凌心、痰阻心脉等重症应绝对卧床。年老体弱、长期卧床、活动无耐力的患者,做好皮肤护理,预防压疮。养成良好的生活习惯,进餐不宜过饱,保持大便通畅,睡前放松身心。

(二)饮食指导

饮食宜低脂、低盐,进食营养丰富而易消化吸收的食物,忌过饥、过饱,避免饮烈酒、浓茶、咖啡等刺激性饮品。

1. 心虚胆怯证者,以养心安神之品为宜,如桑葚、荔枝、猪心、蛋类、五味子等。

2. 气血不足证者,以补益气血之品为宜,如鸡肉、鸽肉、莲子、银耳、红枣、山药等,以及含铁丰富的食物。

3. 阴虚火旺证者,以滋阴降火、清心安神之品为宜,如梨、百合、小麦、鸭肉等,忌食辛辣之品。

4. 心阳不振证者,饮食宜温补,可选羊肉、海参等,可用桂皮、葱、姜、蒜等调味,忌过食生冷。

5. 水饮凌心证者,以健脾养胃、温阳化饮之品,应限制钠盐和水的摄入。

6. 瘀阻心脉证者,以活血化瘀之品为宜,如玫瑰花、山楂、红糖等。

7. 痰火扰心证者,忌食膏粱厚味、煎炸之品。

(三)用药指导

遵医嘱使用抗心律失常药物,心阳不振者中药汤剂应趁热服,补益药宜早晚温服,利水药宜空腹或饭前服用,安神药宜睡前服用。阴虚火旺者,中药汤剂宜浓煎,少量频服,睡前凉服,服药期间忌饮浓茶、咖啡,平时可用莲子心沸水泡后代茶饮,有清心的功效。静脉输注抗心律失常药物和血管扩张药物时,应严格遵医嘱控制剂量和滴速,密切观察心率变化及中毒反应,服用前测心率,低于每分钟 60 次时应停药,若出现恶心、呕吐、脉结代等症状应立即就诊。

(四)情志调护

心悸常因情志刺激诱发,故应加强心理疏导,关心体贴患者,避免不良情绪刺激。多和患者沟通,选择说服、劝解、安慰、鼓励等方法疏导患者情绪,使其保持心情愉快,精神乐观,情绪稳定。对心虚胆怯及痰火扰心、阴虚火旺等引起的心悸,应避免惊恐及忧思恼怒等刺激。

(五)中医适宜技术

1. 耳穴贴压

(1)目的:疏通经络,调节脏腑气血功能,改善症状。

(2)原理:采用王不留行籽、莱菔子等丸状物贴压于耳郭上的穴位或反应点,通过其疏通经络,调节气血功能,从而养气安神,改善症状。

(3)遵医嘱辨证施术,心悸发作时,取心、神门、脑、肝、肾、交感、皮质下等耳穴;失眠者,取神门、交感、心等耳穴。

2. 艾灸

(1)目的:温经通络,活血行气,消肿散结,回阳救逆。

(2)原理:以艾绒为主要原料,制成艾柱或艾条等,置于选定的穴位或病痛部位之上,通过艾的温热和药力作用刺激穴位或病痛部位,从而起到温经散寒、扶阳固脱、消瘀散结、防治疾病的作用。

(3)遵医嘱辨证施术,心阳不足者,取心俞穴,以安神定惊。

3. 穴位按摩

（1）目的：疏通经络，散寒止痛，扶正祛邪。

（2）原理：在中医基本理论指导下，运用手法作用于人体穴位。通过局部刺激，可疏通经络，调动机体抗病能力，从而起到防病治病、强身健体的作用。

（3）遵医嘱辨证施术，心虚胆怯者，按揉心俞、内关、神门、胆俞等穴。

4. 中药足浴

（1）目的：调理身体，宁心安神。

（2）原理：选用合适的中草药煎汤制成水剂来泡脚，其中的有效中药成分在热水的帮助下渗透进皮肤，被足部毛细血管吸收，进入人体血液循环系统，从而起到改善体质、调理身体、治疗疾病的作用。

（3）遵医嘱辨证施术，或睡前用中药泡脚及按摩足底。

第 5 节　咳嗽

【疾病概述】

　　咳嗽是由于六淫外邪侵袭肺系，或脏腑功能失调，内伤及肺造成肺失宣降，肺气上逆，冲击气道，发出咳声或伴有咳痰为主要表现的一种病证。有声无痰为咳，有痰无声为嗽，有痰有声为咳嗽。咳嗽既是具有独立性的证候，又是肺系多种疾病的症状。

　　西医学中的上呼吸道感染、急慢性支气管炎、支气管扩张、肺炎等均有此现象。

一、证候特点

（一）外感咳嗽

1. 风寒袭肺证：咽痒，咳嗽声重，气急，咳痰稀薄色白，鼻塞流清涕，头痛，肢体酸楚，恶寒，发热，无汗等。舌苔薄白，脉浮或浮紧。治护原则：疏风散寒，宣肺止咳。

2. 风热犯肺证：咳嗽频剧，气粗或咳声嘶哑，喉燥咽痛，咯痰不爽，痰黏稠或稠黄,咳时汗出,鼻流黄涕,头痛,口渴,恶风,身热。舌苔薄黄,脉浮数或浮滑。治护原则:疏风清热,宣肺化痰。

3. 风燥伤肺证:干咳,连声作呛,喉痒,咽喉干痛,唇鼻干燥,无痰或痰少而粘连成丝,不宜咳出,或痰中带血丝,口干,鼻塞,头痛,微寒,身热。舌质红干而少津,苔薄白或薄黄,脉浮数。治护原则:疏风清肺,润燥止咳。

(二)内伤咳嗽

1. 痰湿蕴肺证:咳嗽反复发作,咳声重浊,痰黏腻或稠厚成块,痰多易咳,早晨或食后咳甚痰多,进甘甜油腻物加重,胸闷脘痞,呕恶,食少,体倦,大便时溏。舌苔白腻,脉濡滑。治护原则:健脾燥湿,化痰止咳。

2. 痰热郁肺证:咳嗽气息粗促,或喉中有痰声,痰多,质黏稠色黄,或有腥味,难咳,咯吐血痰,胸胁胀满,咳时引痛。苔薄黄腻,质红,脉滑数。治护原则:清热肃肺,豁痰止咳。

3. 肝火犯肺证:上气咳逆阵作,咳时面赤,口苦咽干,痰少质黏,或如絮条,咯之难出,胸胁胀痛,咳时引痛,症状可随情绪波动而增加。舌红或舌边红,苔薄黄而少津,脉象弦数。治护原则:清肝泻肺,化痰止咳。

4. 肺阴亏耗证:干咳,咳声短促,痰少黏白,或痰中带血,口干咽燥,或声音逐渐嘶哑,手足心热,午后潮热,颧红,形瘦神疲。舌红,少苔,脉细数。治护原则:滋阴润肺,化痰止咳。

二、中西医结合健康指导

(一)生活起居

1. 保持居室空气新鲜,温湿度适宜,温度保持在 18~22℃,湿度控制在 50%~60%。

2. 饮食上给予高蛋白、高热量、高维生素、易消化的食物,若食欲欠佳,可给予半流质或流质饮食,注意食物的色香味,并鼓励患者多饮水,每日至少饮 3000mL。

3. 协助拍背,以利痰液的排出。

4. 消除诱因,避免接触干燥空气、烟尘、花粉及刺激性气体等。避免受凉、过度疲劳及精神紧张。

5. 起居有常,保证充分的休息和睡眠,随时注意自我保护,在寒冷季节或气候转变时,及时增减衣物,勿汗出当风,在呼吸道传染病流行期间,尽量避免去人群密集的公共场所。

(二)饮食指导

1. 饮食原则:宜食高蛋白、高热量、高维生素、易消化的食物。少食多餐,忌辛辣、肥腻、过甜、过咸、煎炸之品及海腥发物。避免摄入过多的碳水化合物及易产气的食物,多吃绿叶蔬菜及水果,食物烹饪以蒸、煮为宜。

(1)风寒袭肺证:宜食杏仁(利肺降气)、陈皮、甘草(疏风宣肺)。

(2)风热犯肺证:宜食菊花、薄荷(疏风清热)、芦根(清热生津)。

(3)风燥伤肺证:宜食桑叶、豆豉(清宣燥热)、沙参、梨皮(润肺生津)。

(4)痰湿蕴肺证:宜食苏子(降气行痰)、桔梗、杏仁(宣降肺气)。

(5)痰热郁肺证:宜食黄芩、山栀(清泄肺热)、桔梗、甘草(止咳化痰)。

(6)肝火犯肺证:宜食青皮、陈皮(疏肝理气)、粳米、甘草(补中生津)。

(7)肺阴亏耗证:宜食沙参、麦冬(滋阴润燥)、山药、茯苓(清宣肺热)。

2. 常用食疗方:杏仁粥具有平喘止咳之功效,猪肺萝卜汤适用于肝火犯肺、痰热壅肺型咳嗽;沙参玉竹粥具有滋阴润肺、止咳祛痰之功效,适用于肺阴亏耗型咳嗽和寒性咳嗽;痰湿盛患者忌用。红糖红枣生姜饮具有生热散寒之功效,适用于风寒引起的咳嗽。

(三)用药指导

1. 注意审证求因,切勿见咳止咳:须按不同的病因分别处理。

2. 外感咳嗽多为实证,应祛邪利肺,按病邪性质分风寒、风热、风燥论治。用药宜轻扬,不宜过早使用苦寒、滋腻、收涩、镇咳之药物,以免留邪。

3. 内伤咳嗽多属邪实证虚,治以祛邪止咳,扶正补需,标本兼顾,分清虚实主次处理。忌宣肺散邪,以防宣散伤正,耗伤阴液,伤及肺气,正气愈虚。

4. 急性发作期患者在抗感染治疗的同时,应用祛痰镇咳药物,以改善症状。对老年体弱无力咳嗽或痰量较多者,应以祛痰为主,协助排痰,通畅呼吸道。应避免应用强烈的镇咳剂,以免抑制中枢及加重呼吸道阻塞和炎症,导致病情恶化。

5. 服用止咳糖浆后不宜立即饮水。

(四)情志调护

1. 内伤久咳、缠绵反复,往往产生苦闷焦虑、抑郁等情绪,护理人员应做好开导劝慰和解释工作,解除其顾虑。

2. 护理人员应主动介绍疾病知识,指导排痰和呼吸功能锻炼,满足患者的心理需求,适当地辅助检查,找到诊断的可靠依据,排除患者所担心的疾病,让其消除怀疑,减轻焦虑,树立信心,改善其治疗依从性。

3. 鼓励患者间多沟通交流防治疾病的经验,指导患者学会自我排解烦恼及忧愁,通过适当运动、音乐欣赏、书法绘画等移情易性,保持乐观开朗情绪,避免忧思恼怒对人体的不利影响。

4. 鼓励家属多陪伴患者,给予患者情感支持,增强其治疗疾病的信心。

(五)中医适宜技术

1. 耳穴贴压

(1)目的:疏通经络,改善咳嗽症状。

(2)原理:采用王不留行籽、莱菔子等丸状物贴压于耳郭上的穴位或反应点,通过其疏通经络,调节脏腑气血功能,促进机体的阴阳平衡,从而防治疾病、改善症状。

(3)遵医嘱辨证施术,取穴肺、气管、支气管(止咳平喘)、神门(镇静消炎)、皮质下(消炎止痛)。

2. 穴位贴敷

(1)目的:刺激穴位,疏通经络,激发精气,改善咳嗽症状。

(2)原理:将药物制成一定剂型,敷贴到人体穴位,通过刺激穴位,激发精气,从而起到通经活络、扶正强身的作用。

(3)遵医嘱辨证施术,三伏天时,取穴肺俞、膏肓、定喘、天突等。

3. 拔罐

(1)目的:温通经络,祛风散寒。

(2)原理:以罐为工具,利用燃烧、抽吸等方法形成罐内负压,使罐吸附于腧穴或相应体表部位,使局部皮肤充血或瘀血,从而起到温通经络、祛风散寒、消肿止痛、吸毒排脓等作用。

(3)遵医嘱辨证施术,以就近病痛及远端经络循行为依据,主穴取大椎、肺俞、身柱;风寒咳嗽配外关、孔最;风热咳嗽配曲池。

4. 刮痧

(1)目的:疏通腠理,驱邪外出;疏通经络,通调营卫,调节脏腑功能。

(2)原理:在中医经络腧穴理论指导下,应用边缘钝滑的器具,如牛角类、砭石类等刮板或匙,蘸上刮痧油、水或润滑剂等介质,在体表一定部位反复刮动,使局部出现瘀斑,通过其疏通腠理,驱邪外出;疏通经络,通调营卫,调节脏腑功能,从而防治疾病。

(3)遵医嘱辨证施术,取穴大椎至身柱,肺俞至心俞,辅以中府、尺泽、曲池,每穴 10 分钟,每日 1 次,连续治疗 10 日。

(六)其他康复指导

1. 康复锻炼

(1)步行:每日步行 500~1500 米,运动量由小到大。开始时,可用自己习惯的中速步行,以后可采用中速—快速—慢速的程序步行。

(2)按摩穴位:经常按摩睛明、迎香、颊车、合谷、内关、足三里、肾俞、三阴交等穴。

(3)足底按摩:取肾、输尿管、膀胱、肺、喉、气管、肾上腺等反射区,每个反射区按摩 3 分钟,每日 3 次。

(4)叩齿:指导患者叩齿,每日早晚各 1 次,每次 3 分钟左右。叩齿时可用双手手指有节律地搓双侧耳孔,提拉双耳郭直到发热为止。

(5)可选择五禽戏、太极拳或八段锦,每周进行 3 次以上,每次 15 分钟。

2. 常用护理技术

(1)有效咳嗽:指导患者尽可能采用坐位,先进行深而慢的腹式呼吸 5~6 次,然后深吸气至膈肌完全下降,屏气 3~5 秒,继而缩唇,缓慢地经口将肺内气体呼出,再深吸一口气,屏气 3~5 秒,身体前倾,从胸腔进行 2~3 次短促有力的咳嗽,咳嗽时同时收缩腹肌,或用手按压上腹部,帮助痰液咳出。注意事项:①不宜在空腹、饱餐时进行,宜在饭后 1~2 小时进行为宜;②有效咳嗽时,可让患者怀抱枕头。

(2)胸部叩击:患者取侧卧位或在他人协助下取坐位,叩击者双手手指弯曲并拢,使掌侧呈杯状,以手腕力量,从肺底自下而上、由外向内、迅速而有节律地叩击胸壁。每一肺叶叩击 1~3 分钟,每分钟叩击 120~180 次,叩击时发出一种空而深的拍击音则表明叩击手法正确。注意事项:①叩击前进行听诊评估;②用单层薄布覆盖叩击部位;③叩击时避开乳房、心脏、骨突部位及衣服拉链、纽扣等处;④叩击力量应适中,宜在餐后 2 小时和(或)餐前 30 分钟完成。

(3)呼吸功能锻炼

1)腹式呼吸:患者取立位、坐位或平卧位,双膝半屈或膝下垫小枕,使腹肌放松。一只手放于腹部,另一只手放于胸部,用鼻缓慢吸气时膈肌最大幅度下降,腹肌松弛,腹部手向上抬起,胸部手在原位不动,抑制胸廓运动;呼气时腹肌收缩帮助膈肌松弛,膈肌随腹腔内压增加而上抬,增加呼气潮气量。同时可配合缩唇呼气法,每天进行锻炼,时间由短到长,逐渐习惯于平稳而缓慢的腹式呼吸。

2)缩唇呼吸:患者闭嘴经鼻吸气,然后通过缩唇(吹口哨样)缓慢呼气,同时收缩腹部,吸气和呼气时间比为 1:2 或 1:3,尽量深吸慢呼,每分钟呼吸 7~8 次,每次10~20 分钟,每日锻炼 2 次。

3)呼吸操(坐式呼吸操):坐于椅子上或床边,双手握拳,肘关节屈伸 4~8 次,屈吸伸呼;平静深呼吸 4~8 次;展臂吸气,抱胸呼气 4~8 次;双膝交替屈伸 4~8 次,伸吸屈呼;双手抱单膝时吸气,压胸时呼气,左右交替 4~8 次;双手分别搭同侧肩,上身左右旋转 4~8 次,旋吸复呼。

4)注意事项:①呼吸功能锻炼时,全身肌肉要放松,节奏要自然轻松,动作由慢而快;②呼吸功能锻炼不可操之过急,要长期坚持锻炼;③呼吸功能锻炼不宜空腹及饱餐时进行,宜在饭后 1~2 小时进行;④呼吸操一般每日练习 2~3 次,每次5~10 分钟,根据个人病情进行,以患者不感到疲劳为宜。

第4章　常见病种中西医结合护理指导

心脑病证

第1节　真心痛(急性心肌梗死)

【疾病概述】

真心痛是胸痹心痛之重症,亦称心厥,以发病急骤,剧烈而持久的胸骨后疼痛,伴汗出、肢冷、面白、唇紫、手足青紫、脉微细等危重证候为主要临床表现。

西医学中的心肌梗死是指心肌的缺血性坏死,是在冠状动脉病变的基础上发生冠状动脉血供急剧减少或中断,使相应心肌持久而严重的急性缺血导致心肌坏死。本病患者男性多于女性,40岁以上占绝大多数,冬春两季发病率较高,北方地区发病率较南方地区更高。

一、证候特点

1. 气虚血瘀证:心胸窒闷、刺痛,动则加剧,伴乏力气短,心悸汗出。舌体淡胖,边有齿痕,舌质紫暗,有瘀斑、瘀点,苔薄白,脉弦细无力。治护原则:益气活血,通脉止痛。

2. 寒凝心脉证:胸痛如绞,心痛彻背,背痛彻心,伴胸闷气短,心悸乏力,四肢厥冷,面色苍白。舌质暗淡,苔白腻,脉沉无力,迟缓或结代。治护原则:温通心阳,通痹散寒。

3. 正虚阳脱(阳脱阴竭)证:心胸绞痛,胸中憋闷或有窒息感,喘促不得平卧,面色苍白,大汗淋漓,心慌烦躁或汗出如油,表情淡漠,重者神志昏迷,四肢逆冷,口开目合,口舌青紫,脉疾数无力或脉微欲绝。治护原则:回阳救逆,益气固脱。

二、中西医结合健康指导

(一)生活起居

1. 真心痛急性发作期:安置在重症监护室,持续低流量吸氧或加压面罩给氧,绝对卧床休息,谢绝探视,保持环境安静。

2. 病情缓解期:可从床上活动逐渐过渡到床旁站立、辅助行走,第4周开始可缓慢行走。加强皮肤护理。大汗淋漓者,应更换衣被,使患者舒适,防止皮肤压疮的发生。保持大便通畅,不可用力排便,大便干结者遵医嘱给予缓泻剂。

(二)饮食指导

1. 发病初给予流质饮食,根据病情逐步改为半流质饮食,饮食不可过饱,以减轻心脏负担,宜清淡易消化。限制钠盐摄入量,每日不超过6g。饮食应富含营养和膳食纤维,忌食辛辣、肥甘厚味之品,忌烟酒。

2. 气虚血瘀证者:宜食山楂、木耳、山药、海参、黄芪等益气活血之品,也可饮桃仁参茶。食疗方:归参鳝鱼汤、黄芪川芎兔肉汤。

3. 寒凝心脉证者:宜食生姜、大葱、核桃、山药等温补心阳之品,可饮少量米酒,忌食生冷瓜果。食疗方:薤白粥。

4. 正虚阳脱证者:宜食龙眼肉、田鸡、鸡肉,可用生姜、大葱、大蒜等作为调味品;宜食热食,忌寒凉之品。食疗方:虫草炖鸡、桂圆莲子粥。

(三)用药指导

1. 真心痛发作时,亦可应用宽胸气雾剂给药,或舌下含化复方丹参滴丸、速效救心丸、麝香保心丸以缓解疼痛。

2. 口服中药

(1)中药汤剂宜温热服,正虚阳脱者宜频频喂服或鼻饲独参汤。

(2)气虚血瘀者可用保元汤和血府逐瘀汤加减;寒凝心脉者可用当归四逆汤加减;正虚阳脱者可用四逆汤和人参汤加减;阴竭阳亡者可用生脉散。

(3)滴丸剂开瓶后易风化、潮解,夏季常温保存有效期为 1 个月,如药品性状发生改变时不宜使用。

(4)青光眼患者慎用速效救心丸;孕妇禁用麝香保心丸;消化道溃疡活动期、大出血患者或月经过多者应慎用冠心苏合滴丸。

3. 外用中药。观察局部皮肤有无不良反应。冠心膏:于膻中、心俞穴各贴 1 片,12~24 小时更换,注意观察局部皮肤反应。

(四)情志调护

1. 心痛发作时患者有强烈的恐惧、紧张感,应让专人守护在患者身边,安抚患者,使其保持情绪稳定,消除惊恐、不安心理,减少耗氧量。必要时可适量使用镇静剂。

2. 避免一切不良刺激,减少探视人群,给患者提供安静的空间。

3. 指导患者了解疾病的相关知识,增强患者信心,鼓励患者积极面对疾病,以利配合治疗。

4. 指导患者注意调摄情志,宜平淡静志,避免七情过激和外界不良刺激,不宜用脑过度,避免情绪激动。

5. 病情平稳后应用中医七情归属,了解患者情志状态,指导采用移情易性的方法,分散患者对疾病的注意力,如音乐疗法、谈心释放法、转移法。

(五)中医适宜技术

1. 耳穴贴压

(1)目的:疏通经络,调节脏腑气血功能,改善症状。

(2)原理:采用王不留行籽、莱菔子等丸状物贴压于耳郭上的穴位或反应点,通过其疏通经络,通脉止痛。

(3)遵医嘱辨证施术,取穴心、内分泌、肾、神门、交感等,用耳穴探测器对耳内侧缘中点、上部、下部探测其阳性反应点。

2. 中药泡洗

(1)目的:活血,消肿,止痛,祛瘀生新。

(2)原理:借助泡洗时洗液的温热之力及药物本身的功效,浸洗全身或局部皮肤,从而起到活血、消肿、止痛、祛瘀生新等作用。

(3)遵医嘱辨证施术,选用红花、当归、川芎、薄荷、艾叶等活血化瘀药物。室温保持在 20~22℃,患者取舒适体位,将 37~40℃ 的药液注入容器内,将双足浸泡于药液中,泡洗时间不宜过长,以 20~30 分钟为宜。

(六)其他康复指导

1. 音乐疗法:保持心情平静和愉快,减少恐惧焦虑情绪,避免情绪过于激动或不良刺激。鼓励患者表达内心感受,给予针对性的治疗,指导患者掌握谈心释放法、听音乐、转移法、自我排解不良情绪等方法。如选择古琴音乐疗法,可指导患者多听《梅花三弄》《鱼樵问答》等乐曲,以补益心神、养心安神。

2. 放松疗法:呼吸调节法是运用特殊的呼吸方式,以控制呼吸的频率和深度,改善大脑的供氧状况,增强身体的活动能力,从而使心理状态得以改善,身心健康。实验证明,有节奏、有规律的呼吸,可增强大脑的灵敏度。如果能在吸气和呼气的间隙,屏息几秒钟,就可使大脑稳定,注意力集中。缓慢的深呼吸,不仅可以主动地控制身体的活动,减慢脉搏的跳动,而且可以改变人的意识状态,从而使人感到心情舒畅。

(1)胸腹式呼吸法

1)准备:端坐在椅子上或仰卧于床上,调整舒适的姿势,使全身放松。

2)呼吸:吸气时,意念停留在胸部以上,使胸腔尽量充气。吸气时间根据自身情况逐渐延长,吸足气,稍停顿一段时间后,用鼻孔缓呼气,使腹腔逐渐收缩,待气彻底呼出后,再开始吸气。一呼一吸大约 15 秒钟,呼吸节奏以吸:停:呼时间比为 1:4:2 效果最好。

(2)意念式呼吸法

1)准备:站立位,面朝前,双手自然垂于身体两侧,双脚脚跟并拢,脚尖分开,间距 15cm 左右。

2)呼吸:吸气时,双臂缓缓抬起与地面平行,想象新鲜空气自 10 根手指进入,并随手臂、经肩部到达头部、颈部、胸部、腹部,7 秒钟后,缓缓地将气呼出;呼气时,想"平静"二字和相应的情景,想象着体内的空气正沿着双腿向下运行,最后从 10 根脚趾排出。同时,双臂缓缓放下,自然垂直于身体两侧。

(3)按摩式呼吸法

1)准备:站立位,双脚分开,间距 20cm 左右,双手自然垂于身体两侧。

2)呼吸:吸气时,缓缓向前举起双臂,同时握拳、挺胸、跷起双脚,直到双臂举过头。呼气时,双臂提拳,慢慢伸向身体两侧,身体呈"大"字状,然后脚跟着地,双手松开,自然垂于身体两侧。

3)按摩:深呼吸后,改为平静呼吸状。同时,双手手掌分别放在左、右胸大肌上,做上下按摩。最后,左手放在右肩上,右手放在左肩上,分别做由肩向臂、再由臂向肩的按摩。按摩结束后,继续深呼吸,然后再按摩,如此循环往复进行。

4)基本要领:呼吸调节训练的基本要领是自然、均匀、缓慢、连续呼吸。

第2节　胸痹心痛(冠心病)

【疾病概述】

　　胸痹心痛是由于正气亏虚、痰浊、瘀血、气滞、寒凝而引起心脉闭阻不畅,以膻中或左胸部发作性胸闷、疼痛为主要临床表现的病证。轻者仅感胸闷如窒,呼吸不畅,重者则有胸痛症状,严重者胸痛彻背,背痛彻心,手足清冷,持续不得缓解。

　　西医学中的冠心病之心绞痛、心肌梗死等均有心痛现象。

一、证候特点

1. 寒凝血瘀证:遇冷则疼痛发作,或闷痛。舌淡暗,苔白腻,脉滑涩。治护原则:以活血散寒、止痛为主。

2. 气滞血瘀证:疼痛剧烈,多与情绪因素有关。舌暗或紫暗,苔白,脉弦滑。治护原则:以理气活血、止痛为主。

3. 气虚血瘀证:胸闷、胸痛,动则尤甚,休息时减轻,乏力气短,心悸汗出。舌体胖有齿痕,舌质暗有瘀斑或瘀点,苔薄白,脉弦或有间歇。治护原则:以益气活血、化瘀为主。

4. 气阴两虚、心血瘀阻证:胸闷隐痛,时作时止,心悸气短,倦怠懒言,面色少华,头晕目眩,遇劳则甚。舌暗红少津,脉细弱或结代。治护原则:以益气养阴、活血通脉为主。

5. 痰阻血瘀证:胸脘痞闷如窒而痛,或痛引肩背,气短,肢体沉重,形体肥胖痰多,纳呆,恶心。舌暗,苔浊腻,脉弦滑。治护原则:以通阳泄浊、活血化瘀为主。

6. 热毒血瘀证:胸痛发作频繁、加重,口苦口干,口气浊臭,烦热,大便秘结。舌紫暗或暗红,苔黄厚腻,脉弦滑或滑数。治护原则:以清热解毒、活血化瘀为主。

二、中西医结合健康指导

(一)生活起居

1. 居室宜保持安静,走路、说话、开关门、取放物品时动作宜轻,避免噪声刺激、突然的高喊尖叫或突然的撞击声。保持空气新鲜,温湿度适宜。

2. 要避免劳累,注意卧床休息。胸痛发作时要立即停止活动。轻者可适当活动,如散步、打太极拳等,以不感疲劳为度。重者则绝对卧床休息。

3. 慎防外感,时刻注意气候变化,及时增减衣物。

(二)饮食指导

饮食宜清淡、易消化、低盐、低脂、低胆固醇,多食蔬菜、水果,饮食定时定量,勿过饱、过饥,忌食浓茶、肥甘油腻、辛辣之品,戒烟酒。

1. 寒凝血瘀证者,宜食温阳散寒、活血通络之品,如龙眼肉、羊肉、韭菜、荔枝、山楂、桃仁、薤白、干姜、大蒜等;少食苦瓜等生冷、寒凉之品。食疗方:薤白粥等。

2. 气滞血瘀证者,宜食行气活血之品,如山药、山楂、桃仁、木耳、白萝卜等;少食红薯、豆浆等壅阻气机之品。食疗方:陈皮桃仁粥等。

3. 气虚血瘀证者,宜食益气活血之品,如鸡肉、牛肉、蛇肉、山药、木耳、大枣、薏米等。食疗方:海蜇煲猪蹄等。

4. 气阴两虚、心血瘀阻证者,宜食益气养阴、活血通络之品,如甲鱼、鸭肉、海参、木耳、香菇、山药、荸荠、甘蔗、百合、莲子、藕汁等。食疗方:山药粥、百合莲子羹。

5. 痰阻血瘀证者,宜食通阳泄浊、活血化瘀之品,如海参、海蜇、薏米、荸荠、冬瓜、海带、白萝卜、蘑菇、百合、扁豆、桃仁、柚子等。食疗方:薏米桃仁粥等。

6. 热毒血瘀证者,宜食清热解毒、活血化瘀之品,如百合、芹菜、菊叶、苦瓜、绿豆、莲子、黑木耳、荸荠、马齿苋等;忌食羊肉、荔枝、龙眼肉等温燥动火之品。食疗方:绿豆汤、菊花决明子粥等。

(三)用药指导

1. 中药汤剂一般饭后温服。寒凝血瘀者偏热服;热毒血瘀者偏凉服。

2. 速效救心丸舌下含服,麝香保心丸、复方丹参滴丸舌下含服或口服。须密封保存,置于阴凉干燥处。脾胃虚寒者不宜服用速效救心丸,孕妇禁用,青光眼患者慎用。

3. 三七粉用少量温水调服,或装胶囊服用。

4. 活血化瘀类中成药宜饭后服用,如冠心丹参胶囊、通心络胶囊、血栓通胶囊、银杏叶片、血府逐瘀口服液等。不宜联合使用多种或大剂量抗凝、活血类药物,以免造成出血。

5. 宁心安神类药物睡前半小时服用,如枣仁宁心胶囊、琥珀粉等。

6. 补益类药饭前服用,如滋心阴口服液、补心气口服液等。

7. 服药期间合理饮食,不宜服用对药物疗效有影响的食物,如服用人参时忌食茶叶、萝卜;阿司匹林不宜与鹿茸、甘草等同时服用。

(四)情志调护

1. 调摄情志,宜保持平淡静志,避免七情过极和外界不良刺激,不宜观看紧张刺激性电影、电视、小说。减少探陪人员,不宜多交谈,不宜用脑过度,避免情绪波动。

2. 做好解释劝导工作,解除思想顾虑,使患者心情舒畅地配合治疗和护理。鼓励患者表达内心感受,针对性给予心理支持。

3. 指导患者掌握自我排解不良情绪的方法,如音乐疗法、谈心释放法、转移法等。

(五)中医适宜技术

1. 穴位按摩

(1)目的:疏通经络,散寒止痛,扶正祛邪。

(2)原理:在中医基本理论指导下,运用手法作用于人体穴位。通过局部刺激,可疏通经络,理气活血,缓解疼痛。

(3)遵医嘱辨证施术,取穴内关、极泉、少海、神门、少府等。

2. 艾灸

(1)目的:温经通络,活血行气,散寒祛湿,消肿散结,回阳救逆。

(2)原理:以艾绒为主要原料,制成艾柱或艾条等,在选定的穴位或病痛部位之上,通过艾的温热和药力作用刺激穴位或病位,从而起到温经散寒、扶阳固脱、消瘀散结、防治疾病的作用。

(3)遵医嘱辨证施术,取穴内关、极泉、少海、神门、少府等。

3. 耳穴分区按摩法

(1)目的:激发精气,疏通经络,调理脏腑,健脾培中。

(2)原理:用手对耳朵摩擦、揪拉、揉捏、掐按、点压等有效刺激,作用于相关耳穴来达到保健和治疗效果。

(3)原则:适用于病证的稳定期。

(4)方法:遵医嘱辨证施术。

1)对耳屏按摩法:用双手拇指、示指指腹提捏对耳屏,顺其走行方向由前下方向外上方来回按摩,当拇指指腹从对耳屏前下方向外上方按摩,示指从对耳屏内侧面,自外上方向前下方按摩,按摩 10~20 次,以治疗头痛、头晕、头胀、失眠、心慌、心绞痛等,以调节大脑皮层兴奋和抑制功能、脏腑功能以及心血管收缩功能,起到健脑、强身作用。

2)耳甲艇按摩法:用两手示指指尖,在耳甲艇区从内向外,再由外向内按摩,此法可防治胃肠病、腹胀、便秘、腹泻、腹痛、脐周痛、肝胆区疼痛,并有利尿消肿、促进消化吸收功能的作用。

3)耳甲腔按摩法:用双手示指指尖,在耳甲腔点、按、揉,可防治胸痛、咳喘、心悸等。

第 3 节　心衰病(心力衰竭)

【疾病概述】

　心力衰竭是以心悸、气喘、肢体水肿为主要表现的一种病证。其是多种慢性心系疾病反复发展、迁延不愈的最终归宿。临床上,轻者可仅表现为气短,不耐劳累;重者可见喘息心悸,不能平卧,或伴咳吐痰涎,尿少肢肿,或口唇发绀,胁下痞块、颈脉显露,甚至出现端坐呼吸,喘悸不休,汗出肢冷等厥脱危象。本病可归属于中医的"喘证""怔忡""心悸""心痹""心水""水肿"等范畴,其病名统一为"心衰病"。

　西医学中,心力衰竭(HF)是由各种原因的心肌损伤和(或)心脏负荷过重(心肌梗死、心肌病、高血压、瓣膜疾病、炎症等)引起心肌结构和功能的变化,最后导致心室泵血和(或)充盈功能低下,临床上以组织血液灌注不足以及肺循环和(或)体循环瘀血为主要特征的一组临床综合征。本病按心力衰竭发病缓急可分为急性心力衰竭和慢性心力衰竭;按心力衰竭发生的部位可分为左心、右心和全心力衰竭;按收缩及舒张功能障碍可分为收缩性心力衰竭和舒张性心力衰竭。心力衰竭是一种进行性的病变,一旦起始以后,即使没有新的心肌损害,临床亦处于稳定阶段,仍可通过心肌重构不断进展。

一、证候特点

(一)慢性稳定期

1. 心肺气虚、血瘀饮停证:胸闷气喘,心悸,活动后诱发或加重,神疲乏力,咳嗽,咯白痰,面色苍白,或有发绀。舌质淡或边有齿痕,或紫暗,有瘀点、瘀斑,脉沉细、虚数或涩、结代。治护原则:以养心补肺、活血化瘀为主。

2. 气阴两虚、心血瘀阻证:胸闷气喘,心悸,动则加重,乏力自汗,两颧泛红,口燥咽干,五心烦热,失眠多梦,或有发绀。舌红少苔,或紫暗,有瘀点、瘀斑,脉沉细、虚数或涩、结代。治护原则:以益气补阴、活血化瘀为主。

3. 阳气亏虚、血瘀水停证:胸闷气喘,心悸,咳嗽,咯稀白痰,肢冷,畏寒,尿少水肿,自汗,汗出湿冷。舌质暗淡或绛紫,苔白腻,脉沉细或涩、结代。治护原则:以温补心阳、活血化瘀为主。

4. 肾精亏损、阴阳两虚证:心悸,动辄气短,时尿少水肿,或夜卧高,腰膝酸软,头晕耳鸣,四肢不温,步履无力,或口干咽燥。舌淡红质胖,苔少,或舌红胖,苔薄白乏津,脉沉细无力或数,或结代。治护原则:以滋阴清火、补血养心为主。

(二)急性加重期

1. 阳虚水泛证:喘促气急,痰涎上涌,咳嗽,吐粉红色泡沫样痰,口唇青紫,汗出肢冷,烦躁不安。舌质暗红,苔白腻,脉细促。治护原则:以益气补阳、化瘀利水为主。

2. 阳虚喘脱证:面色晦暗,喘悸不休,烦躁不安,或额汗如油,四肢厥冷,尿少肢肿,面色苍白。舌淡,苔白,脉微细欲绝或疾数无力。治护原则:以回阳固脱为主。

3. 痰浊壅肺证:咳喘痰多,或发热形寒,倚息不得平卧;心悸气短,胸闷,动则尤甚,尿少肢肿,或颈脉显露。舌淡或略青,苔白腻,脉沉或弦滑。治护原则:以温化痰饮、泻肺逐水为主。

二、中西医结合健康指导

(一)生活起居

1. 合理休息:日常生活注意防寒保暖,防止受凉受湿。合理安排活动与休息,忌过度疲倦,应在保证夜间睡眠时间的基础上,尽量安排有规律的起床和入睡时间。重度心力衰竭患者以半卧位为主,端坐呼吸者可使用床上小桌,伏床休息,必要时双腿下垂,同时可用枕头或软垫放置于肩臂底部,避免受压,必要时可加用床栏;伴胸腔积液或腹水者宜采取半卧位;下肢水肿者如无明显呼吸困难,可抬高下肢。最好在上午、下午各有 1 次卧床休息或短暂睡眠的时间,以 30 分钟为宜,不宜超过 1 小时,保持休息环境安静整洁,适当开窗通风,每次 15~30 分钟,但注意不要直接对着风。

2. 体重管理:每天在同一时间、着同类服装、用同一体重计测量体重,最好选在晨起排尿后、早餐前。若 3 天内体重增加 2kg 以上,应考虑有隐性水肿,应就诊,以便医生调整利尿剂剂量;有腹水者应每天测量腹围。准确记录 24 小时液体出入量,若尿量<30mL/h,应报告医生。

3. 定期随访:积极主动治疗原发疾病,规避诱因。重视定期随访,防止病情发展。应 1~2 个月随访 1 次,若有疲乏加重、水肿加重、静息心率增加≥15 次/分、活动后气急加重等表现应及时就诊。

(二)饮食指导

1. 饮食调节原则:进食低盐、低脂、清淡、易消化、富含维生素和微量元素的食物,戒烟酒;肥胖者应控制体重;消瘦者(伴营养不良风险者)应增强营养支持。忌暴饮暴食。

(1)心肺气虚、血瘀饮停证:饮食宜甘温,忌食生冷、肥腻之品。宜食补益心肺、活血化瘀之品,如莲子、大枣、蜂蜜、花生等。可食用红糖银耳羹等。

(2)气阴两虚、心血瘀阻证:饮食宜甘凉,忌食辛辣、温燥、动火之品。宜食益气养阴、活血化瘀之品,如山药、银耳、百合、莲子、枸杞等。

(3)阳气亏虚、血瘀水停证:饮食宜温热,忌生冷、寒凉、黏腻之品。宜食益气温阳、化瘀利水之品,如海参、鸡肉、羊肉、桃仁、木耳、大枣、冬瓜、玉米须等。可食用莲子山药饭等。

(4)肾精亏损、阴阳两虚证:饮食宜温,忌辛辣寒凉之物。宜食填精化气、益阴通阳之品,如芝麻、黑豆、枸杞、鹌鹑、牡蛎、鸽肉、桑椹等。可食用山药鸡蛋羹等。

(5)阳虚水泛证:宜食温阳利水、泻肺平喘之品,如牛鞭、海参、羊肉、冬瓜等。

(6)痰浊壅肺证:宜食宣肺化痰之品,如橘皮薏米粥等。

2. 控制液体摄入量:24 小时入量比出量少 200~300mL 为宜,利于减轻心脏负担。

3. 控制钠盐摄入量:低盐饮食可减轻心脏负担,减少水钠潴留。限制量视心衰的程度而定。轻度者每日食盐不超过 5g,中度者每日不超过 3g,重度者每日不超过 1g。限制含钠量高的食品如腌或熏制品、香肠、罐头食品、海产品、苏打饼干等。可采用不同的烹饪技巧,用糖、代糖、醋等调味品增进食欲。

4. 进食的次数:宜少量多餐,每日进餐 4~6 次,每晚进食宜少,避免饱餐。

5. 用药指导:严格遵医嘱服药,向医务人员明确服用药物的名称、剂量、用法、作用与不良反应。尤其是长期服用地高辛的患者,忌随意增减或撤掉药物;中药汤剂宜浓煎,每剂 100mL,分上下午服用。服药期间不宜进食辛辣、刺激之品,以免影响药效。红参、西洋参宜另煎,宜上午服用;中成药适用于慢性稳定期患者,宜饭后半小时服用,以减少对胃黏膜的刺激。

(三)情志调护

1. 指导患者注意调摄情志,宜保持平淡静志,避免七情过激和外界不良刺激,不宜用脑过度,避免情绪波动。

2. 劝慰患者正确对待因病程较长造成的体虚、易急躁的情绪变化,帮助患者保持心情愉快,消除因此产生的紧张心理,树立战胜疾病的信心和勇气,以利于疾病的好转或康复。

3. 告知患者诱发心力衰竭的各种因素,使患者对疾病有正确的认识,掌握相关的医学知识,积极主动地加强自我保健,增强遵医嘱行为。

(四)中医适宜技术

1. 耳穴贴压

(1)目的:疏通经络,调节脏腑气血功能,养心补血。

(2)原理:采用王不留行籽、莱菔子等丸状物贴压于耳郭上的穴位或反应点,通过其疏通经络,调节脏腑气血功能,改善症状。

(3)遵医嘱辨证施术。心悸主穴:心、小肠、皮质下。配穴:心脏点、交感、胸、肺、肝。水肿主穴:肾、肾俞、输尿管、膀胱。配穴:交感、肾上腺、神门、三焦、内分泌。便秘主穴:大肠、三焦、脾、皮质下。配穴:肺、便秘点等。

2. 穴位敷贴

(1)目的:激发精气,通经活络,清热解毒,活血化瘀,消肿止痛,行气消痞,扶正强身。

(2)原理:将药物制成一定剂型,敷贴到人体穴位,以刺激穴位。

(3)适用于心力衰竭稳定期。遵医嘱辨证施术,选取心俞、膈俞、脾俞、肾俞等穴位缓解胸闷症状;选取关元、气海、膻中、足三里、太溪、复溜等穴位缓解心悸;可用醋调大黄粉、吴茱萸粉或一捻金贴敷神阙穴缓解便秘。

3. 艾灸

(1)目的:温经通络,活血行气,散寒祛湿,消肿散结,回阳救逆。

(2)原理:以艾绒为主要原料,制成艾柱或艾条等,在选定的穴位或病痛部位之上,通过艾的温热和药力作用刺激穴位或病痛部位,从而起到温经散寒、扶阳固脱、消瘀散结、防治疾病的作用。

(3)遵医嘱取穴,随症配穴。常用穴:心俞、足三里、肺俞、百会、内关、肾俞、三焦俞、关元等。

4. 穴位按摩

(1)目的:疏通经络,散寒止痛,调理气血,扶正祛邪。

(2)原理:在中医基本理论指导下,运用手法作用于人体穴位。通过局部刺激,可疏通经络,调动机体抗病能力,从而起到防病治病的作用。

(3)按摩风门、肺俞、合谷等穴以助宣肺定喘;主穴取内关、通里,配穴取大陵、心俞、膻中、劳宫、照海等,减轻心悸气短症状,伴失眠者配合按摩涌泉穴;大便秘结者按摩中脘、中极、关元等穴位,促进肠蠕动。

5. 中医泡洗

(1)目的:活血,消肿,止痛,祛瘀,生新。

(2)原理:借助泡洗时洗液的温热之力及药物本身的功效,浸洗全身或局部皮肤。根据药物不同,可起到行气活血、清热解毒、消肿止痛、祛风除湿等作用。

(3)原则适用于心力衰竭稳定期。遵医嘱辨证施术,如气虚、血瘀者可选用红花、银花、当归、玄参、泽泻、生甘草等;阳虚、水停者可选用桂枝、鸡血藤、凤仙草、食盐、芒硝等;形寒肢冷者可选用艾叶煎水浴足,温阳通脉,促进血液循环。

6. 太极拳

(1)目的:疏通经络气血,保持心血管系统的健康;保精、养气、存神,改善不良心理状态。

(2)原理和依据:练习太极拳时,全身肌肉放松并使血管放松,从而促使腹压不断改变,下肢及腹部的血液回流入右心房,可加强心肌的营养。

(3)原则:适用于心力衰竭稳定期。

(五)其他康复指导

1. 锻炼原则:轻中度患者可进行适当的康复运动训练,以增强体质,提高心脏代偿能力,改善生活质量。急性期或病情不稳定者应限制体力活动,卧床休息,以降低心脏负荷,有利于心功能的恢复。运动方式以有氧运动为主,抗阻运动可作为有氧运动的有效补充。应循序渐进地增加活动量,动静结合。运动过程中应做好监测,随时调整运动量,若活动中有呼吸困难、胸痛、心悸、头晕、疲劳、大汗、面色苍白、低血压等情况时应停止活动,就地休息。如经休息后症状仍持续不缓解,应及时就诊。

2. 运动前应进行医学与运动评估,根据心肺运动试验判断个体受限程度,了解自身活动的类型、强度、持续时间和耐受力,制订个体化运动处方。可根据心功能分级安排活动量。

(1)心功能Ⅳ级:Ⅳb级患者要绝对卧床休息,日常生活由他人照顾,帮助床上进食、洗漱、翻身、坐盆大小便等。但长期卧床易致静脉血栓,形成甚至肺栓塞,因此患者卧床期间应进行被动或主动运动,如四肢的屈伸运动、翻身、踝泵运动,每天用温水泡脚,以促进血液循环;Ⅳa级患者可下床,坐直背扶手椅,站立或在室内缓步行走,逐步增加活动时间,在他人协助下生活自理,以不引起症状加重为度。

(2)心功能Ⅲ级:严格限制一般体力活动。鼓励患者日常生活自理,床边站立、移步,扶持步行练习到反复床边步行、室内步行。在日常生活活动方面,协助患者床边进餐,上厕所,坐式沐浴,到患者自行顺利完成。

(3)心功能Ⅱ级:适当限制体力活动。增加午睡时间,不影响轻体力劳动或家务劳动,鼓励适当运动;室外步行,自行上1层楼梯,逐步过渡到通过6分钟步行测验,制订步行处方。在日常生活活动中能自行站位沐浴,蹲厕大小便,轻松文娱活动,如广播操、健身操、太极拳等。

(4)心功能Ⅰ级:不限制一般体力活动。建议参加体育锻炼,但应避免剧烈、重体力活动。增加午睡和晚上睡眠时间,全天控制在 10 小时内为宜。

3. 静坐调息法:恢复期可采用,有助于降低基础代谢率,减少心脏耗氧量。方法:取坐位,双手伸开,平放于大腿上,双脚分开与肩同宽,膝关节、髋关节呈 90°,沉肩坠肘,含胸收腹,双眼微闭,全身放松。有意识地调整呼吸,采用自然腹式呼吸,呼吸要做到深、长、细、匀、稳、悠。呼气时轻轻用力,使腹肌收缩,膈肌上抬。呼气完毕后不要憋气,立即吸气,使胸廓膨胀,膈肌下移,腹壁鼓起,要做到自然柔和,缓慢松弛,避免紧张。呼气和吸气时间之比为 3:2,每分钟呼气 10~15 次,疗程视病情而定。

第 4 节 脑卒中(脑出血)

【疾病概述】

　　出血性脑卒中是指在气血内虚的基础上,遇有劳倦内伤、忧思恼怒、嗜食厚味、烟酒等诱因,进而引起脏腑阴阳失调,气血逆乱,直冲犯脑,形成脑脉痹阻或血溢脑脉之外,临床以突然昏仆、半身不遂、口舌歪斜、语言謇涩或失语、偏身麻木为主要临床表现。

　　西医学中的脑卒中是指非外伤性脑实质内血管破裂引起的出血,占全部脑卒中的 20%~30%,急性期死亡率为 30%~40%。发生的原因主要与脑血管的病变有关,即与高血脂、糖尿病、高血压、血管的老化、吸烟等密切相关。脑卒中患者往往由于情绪激动、用力时突然发病,早期死亡率很高,幸存者中多数留有不同程度的运动障碍、认知障碍、言语吞咽障碍等症状。

一、证候特点

1. 痰热内闭证:神昏,半身不遂,鼻鼾痰鸣,项强身热,气粗口臭,躁扰不宁,甚则手足厥冷,频繁抽搐,偶见呕血。舌质红绛,舌苔黄腻或干腻,脉弦滑数。治护原则:以豁痰开窍、熄风清火为主。

2. 元气败脱证:神昏,肢体瘫软,目合口张,呼吸微弱,手撒肢冷,汗多,重则周身湿冷,二便失禁,舌痿不伸。舌质紫暗,苔白腻,脉沉缓、沉微。治护原则:以回阳救逆、益气固脱为主。

3. 肝阳暴亢、风火上扰证:半身不遂,口舌歪斜,言语謇涩或不语,偏身麻木,头晕头痛,面红耳赤,口苦咽干,心烦易怒,尿赤便干。舌质红或红绛,舌苔薄黄,脉弦有力。治护原则:以平肝泻火、通络为主。

4. 痰热腑实、风痰上扰证:半身不遂,口舌歪斜,言语謇涩或不语,偏身麻木,腹胀,便干便秘,头痛目眩,咯痰或痰多。舌质暗红或淡暗,苔黄或黄腻,脉弦滑或偏瘫侧弦滑而大。治护原则:以化痰通腑为主。

5. 气虚血瘀证:半身不遂,口舌歪斜,言语謇涩或不语,偏身麻木,面色㿠白,气短乏力,口角流涎,自汗出,心悸,便溏,手足肿胀。舌质暗淡,舌苔薄白或白腻,或舌边有齿痕,脉沉细、细缓或细弦。治护原则:以益气活血、扶正祛邪为主。

6. 阴虚风动证:半身不遂,口舌歪斜,言语謇涩或不语,偏身麻木,烦躁失眠,眩晕耳鸣,咽干口燥,手足心热。舌质红绛或暗红,或舌红瘦,少苔或无苔,脉弦细或弦细数。治护原则:以滋养肝肾、潜阳熄风为主。

7. 痰蒙清窍证:意识障碍,半身不遂,口舌歪斜,言语謇涩或不语,痰鸣漉漉,面白唇暗,肢体瘫软,手足不温,静卧不烦,二便自遗。舌质紫暗,苔白腻。治护原则:以豁痰开窍为主。

二、中西医结合健康指导

(一)生活起居

1. 居室宜安静,整洁,光线柔和,避免噪声、强光等一切不良刺激。

2. 急性期需要绝对卧床 2~4 周,减少不必要的搬动,床头抬高 15°~30°,以利静脉回流,降低颅内压,减轻脑水肿。

3. 指导患者起居有常,慎避外邪,保持大便通畅,养成定时排便的习惯,勿努挣。

4. 注意安全。防呛咳窒息,谵妄、躁动患者加床挡,必要时给予约束,防跌倒坠床、烫伤等意外。做好健康宣教,增强患者及家属的防范意识。

5. 肢体功能障碍者保持肢体良肢位,协助定时翻身,受压部位、骨隆突处用软垫减压,做好皮肤护理,防止压疮。

6. 避免重体力劳动,坚持做保健操、打太极拳等锻炼,注意劳逸结合。

7. 定时测量血压,复查病情,及时治疗可能并发的动脉粥样硬化、高脂血症、冠心病等。

8. 修体态:减重,减少热量摄入,膳食平衡,增加运动,体重指数(BMI)保持在20~24。

9. 增加及保持适当体力活动:一般每周运动 3~5 次,每次持续 20~60 分钟。如运动后自我感觉良好,并保持理想体重,则表明运动量和运动方式适合。

(二)饮食指导

1. 饮食清淡,多食富含纤维素的食物。

2. 痰多、息促患者宜食清淡降火之品,多食芹菜、黑木耳、苦瓜、番茄、莲藕、香蕉、西瓜等凉性蔬菜和水果。

3. 轻度吞咽困难者以摄食训练为主,改变食物性状时,一般先用糊状或胶状食物进行训练,少量多次,逐步过渡到普通食物。

4. 中脏腑昏迷或吞咽困难者,根据病情予禁食或鼻饲喂服,鼻饲时抬高床头,防止误吸,发生坠积性肺炎。补充足够的水分及富有营养的流质食物,如米汤、匀浆膳、混合奶等,饮食忌肥甘厚味等生湿助火之品。

(三)用药指导

1. 按照医嘱准确给予降压药,做到发药到口,注意观察服药后的效果和反应。

2. 输液速度不宜过快,以免增加心脏负担,影响颅内压,每天放量不宜超过2000mL,注意水、电解质、酸碱平衡。静脉输注脱水药时,一般应 30 分钟内输毕,并观察症状改善情况。

3. 口服中药期间饮食宜清淡,忌食辛辣、油腻之品,以免助火生痰。

(四)情志调护

1. 关心和尊重患者,多与患者沟通,了解其心理状态,及时予以心理疏导。

2. 解除患者因突然患病而产生的恐惧、焦虑、悲观情绪,可采用释放、宣泄法,将患者心中的焦躁、痛苦释放出来。急躁易怒者辅以悲凉色彩音乐,如《二泉映月》;情绪压抑、逆来顺受者辅以喜庆音乐,如《百鸟朝凤》;焦虑恐惧者辅以思念音乐,如《秋思》。

3. 鼓励家属多陪伴患者,亲朋好友多探视,多给予情感支持。

4. 鼓励患者间相互交流治疗体会,提高认知,增强治疗信心。

(五)中医适宜技术

1. 艾灸

(1)目的:滋补肝肾为主,疏通经络为辅。

(2)原理:以艾绒为主要原料,制成艾柱或艾条等,在选定的穴位或病痛部位之上,通过艾的温热和药力作用刺激穴位或病痛部位,从而起到温经散寒、扶阳固脱、消瘀散结、防治疾病的作用。

(3)遵医嘱辨证施术,患侧上肢取穴:极泉、尺泽、肩髃、合谷等。患侧下肢取穴:委中、阳陵泉、足三里等。脾弱气虚者取穴:脾俞、气海、太白、三阴交、足三里。肠道气秘者取穴:太冲、大敦、大都、支沟、天枢。阳虚者取穴:肾俞、大钟、关元、承山、太溪,于腹部施回旋灸,每次20分钟。

2. 穴位按摩

(1)目的:疏经通络。

(2)原理:在中医基本理论指导下,运用手法作用于人体穴位。通过局部刺激,可疏通经络,调动机体抗病能力,从而起到防病治病、强身健体的作用。

(3)遵医嘱辨证施术,患侧上肢取穴:极泉、尺泽、肩髃、合谷等。患侧下肢取穴:委中、阳陵泉、足三里等。气虚及元气衰败取穴:肾俞、八髎、足三里、天枢。

3. 中频离子导入

(1)目的:通经活络,清热解毒,活血化瘀,消肿止痛。

(2)原理:中频离子导入法利用中频电疗仪的导向按摩,使药物经过皮肤或黏膜进入人体组织间隙,使药物直接作用于病变部位,达到治疗疾病的目的。

(3)方法:患侧取穴手三里、足三里。

4. 耳穴贴压

(1)目的:刺激耳部穴位来防止疾病。

(2)原理:采用王不留行籽、莱菔子等丸状物贴压于耳郭上的穴位或反应点,通过其疏通经络,调节脏腑气血功能,促进机体的阴阳平衡,从而防治疾病、改善症状。

(3)方法:主穴取大肠、小肠、胃、脾等,配穴取交感、神门等。

5. 穴位贴敷

(1)目的:通过刺激穴位,激发精气,达到防治疾病的目的。

(2)原理:将药物制成一定剂型,敷贴到人体穴位,通过刺激穴位,激发精气,从而起到通经活络、活血化瘀、消肿止痛、行气消痞、调理脏腑、扶正强身的作用。

(3)方法:取神阙穴。

6. 中药药枕

(1)目的:利用睡眠时头部的温度,促使药物有效成分散发,缓慢持久地刺激腧穴,达到防病治病的目的。

(2)原理:遵医嘱给予中药药枕,置于患者枕部,借中药之辛散特性刺激头部腧穴,如风池、风府、哑门、大椎等。

(六)其他康复指导

1. 吞咽障碍训练

(1)空吞咽法:指导患者闭口,鼻深吸一口气后完全屏住呼吸,做吞咽动作,吞咽后立即咳嗽 2~3 次。

(2)发音法:面对镜子进行紧闭口唇训练,口唇前突发"wu"音,再向两侧旁拉发"yi"音。

(3)冷刺激法:用冰喉镜或冰金属勺柄刺激上腭底部,以诱发吞咽反射。

2. 言语训练

(1)构语障碍者,从单音节开始训练,每天学习 1~2 个音节,对暂时发不出音节者,要先易后难,逐渐练习。能讲简单词句者,应鼓励并耐心训练患者多用语言与他人交流,口答问话,还可采用朗诵书报的方式来训练发声。

(2)发音肌肉的训练可先做简单的张口、伸舌、露齿、鼓腮动作,指导患者反复进行抿嘴、噘嘴、叩齿等动作训练。采用吞咽言语治疗仪,刺激发音肌群配合发音训练。

3. 良肢位的摆放

(1)仰卧位:①患侧肩部与患侧上肢下均垫软枕,使患侧肩部抬高,保持肩部前伸,外旋,上肢外展 20°~40°;②肘、腕、指关节尽量伸直,掌心向上,诸指展开;③患侧臀部、膝部下均垫软枕,使患侧臀部、膝部抬高,患侧膝部稍屈,足尖向上。

(2)患侧卧位:①患侧在下,健侧在上,躯干略后仰,背后放枕头固定;②患侧肩部向前平伸外旋,使肩部向前,确保肩胛骨的内缘平靠于胸壁,上肢和躯干呈 90°;③肘关节尽量伸直,掌心向上;④患侧下肢膝关节略弯曲,髋关节伸直;⑤健侧上肢置于体上方或稍后方;⑥健侧下肢屈曲向前,置于体前支撑枕上,膝关节和踝关节略屈曲。

(3)健侧卧位:①健侧在下,患侧在上,头部枕头不宜过高;②患侧上肢下垫一软枕,肩部前屈 90°~130°,肘和腕伸展,前臂旋前,肘关节背伸;③患侧骨盆旋前,髋、膝关节呈自然半屈曲位,置于枕上;④患足与小腿尽量保持垂直位,不能悬于枕边,避免患足内翻;⑤身后可放置枕头支撑,有利于身体放松。

第5节　脑卒中(脑梗死)急性期

【疾病概述】

　　脑卒中因痰热内盛、阴虚阳亢或气血亏虚,遇饮食、情志、劳倦等诱因所致,以突然昏仆、不省人事、口舌歪斜、半身不遂、语言謇涩或仅见口眼歪斜为主要临床表现。脑卒中发病2周内为急性期。

　　西医学中的脑梗死又称缺血性脑卒中,本病系由各种原因所致的局部脑组织区域血液供应障碍,导致脑组织缺血缺氧性病变坏死,进而产生临床上对应的神经功能缺失表现。

一、证候特点

(一)中脏腑

　　1. 痰蒙清窍证:意识障碍,半身不遂,口舌歪斜,言语謇涩或不语,痰鸣漉漉,面白唇暗,肢体瘫软,手足不温,静卧不烦,二便自遗。舌质紫暗,苔白腻。治护原则:以豁痰开窍为主。

　　2. 痰热内闭证:意识障碍,半身不遂,口舌歪斜,言语謇涩或不语,鼻鼾痰鸣,或肢体拘急,或躁扰不宁,或身热,或口臭,或抽搐,或呕血。舌质红,苔黄腻。治护原则:以豁痰开窍、熄风清火为主。

　　3. 元气败脱证:昏语不知,目合口开,四肢松懈瘫软,肢冷汗多,二便自遗。舌卷缩,舌质紫暗,苔白腻。治护原则:以回阳救逆、益气固脱为主。

(二)中经络

　　1. 风火上扰证:眩晕头痛,面红耳赤,口苦咽干,心烦易怒,尿赤便干。舌质红绛,苔黄腻而干,脉弦数。治护原则:以清热熄风、平肝潜阳为主。

　　2. 风痰阻络证:头晕目眩,痰多而黏。舌质暗淡,苔薄白或白腻,脉弦滑。治护原则:以活血化瘀、化痰通络为主。

3. 痰热腑实证:腹胀,便干便秘,头痛目眩,咯痰或痰多。舌质暗红,苔黄腻,脉弦滑或偏瘫侧弦滑而大。治护原则:以化痰通腑为主。

4. 气虚血瘀证:面色㿠白,气短乏力,口角流涎,自汗出,心悸便溏,手足肿胀。舌质暗淡,苔白腻,有齿痕,脉沉细。治护原则:以益气活血、扶正祛邪为主。

5. 阴虚风动证:眩晕耳鸣,手足心热,咽干口燥。舌质红而体瘦,少苔或无苔,脉弦细数。治护原则:以滋养肝肾、潜阳熄风为主。

二、中西医结合健康指导

(一)生活起居

1. 居室宜安静,整洁,光线柔和,避免噪声、强光等一切不良刺激。

2. 指导患者起居有常,慎避外邪,保持大便通畅,养成定时排便的习惯,勿努挣。

3. 注意安全。防呛咳窒息、跌倒坠床、烫伤等意外。做好健康宣教,增强患者及家属的防范意识。

(二)饮食指导

1. 急性期饮食以营养丰富、易消化的流质饮食为主,如牛奶、果汁、藕粉等,中脏腑昏迷或吞咽困难者,根据病情给予禁食或鼻饲缓慢喂服,以补充足够的水分及富有营养的流质食物,如米汤、匀浆膳、混合奶等,饮食忌肥甘厚味等生湿助火之品。

2. 中经络患者饮食宜清淡,宜食香菇、木耳、冬瓜、梨、桃、山楂等活血化瘀之品,忌食动风之品,如鸡肉、猪头肉。食疗方:百合玉竹粳米粥。

3. 中脏腑患者:昏迷和吞咽困难者,根据病情给予禁食或鼻饲喂服,鼻饲时抬高床头,防止误吸,发生坠积性肺炎。可给予鼻饲饮食,如混合奶、米汤、果汁、豆浆、菜汤、藕粉等。食疗方:南瓜粥、茯苓粥。

(三)用药指导

1. 中药汤剂宜温服,中药注射剂应单独输注。中西药间隔30分钟,注意用药后的效果及反应。服用中药期间忌食辛辣、油腻之品。

2.应用活血化瘀中药时,注意观察有无出血倾向,不宜久用,中病即止。使用开窍剂应注意,久服易伤元气,中病即止。孕妇慎用或忌用。静脉使用脱水剂时要避免药物外渗。

(四)情志调护

1.关心尊重患者,多与患者沟通,了解其心理状态,及时予以心理疏导。

2.解除患者因突然得病而产生的恐惧、焦虑、悲观情绪,可采用释放、宣泄法,将患者心中的焦躁、痛苦释放出来。

3.鼓励家属多陪伴患者,亲朋好友多探视,多给予情感支持。

4.鼓励患者间相互交流治疗体会,提高认知,增强治疗信心。

(五)中医适宜技术

1.穴位按摩

(1)目的:推动精气运行,调节脏腑功能。

(2)原理:在中医基本理论指导下,运用手法作用于人体穴位。通过局部刺激,可疏通经络,调动机体抗病能力,从而起到防病治病、强身健体的作用。

(3)方法:常用的按摩手法有揉法、捏法,亦可配合其他手法(如弹拨法、叩击法、擦法等)取穴廉泉、哑门、承浆、通里、胃俞、脾俞、内关、足三里、中脘、关元等,腹胀者加涌泉穴,用揉法,取穴大椎、合谷、曲池等穴。

2.中药熏洗

(1)目的:温经散寒,祛风通络。

(2)原理:根据辨证选用一定的方药,将药物煎汤后,趁热进行全身或局部的熏蒸、浸泡、淋湿、湿敷,通过热力的共同作用,从而起到温通经络、活血止痛、祛风除湿、杀虫止痒、消肿祛痰等作用。

(3)遵医嘱辨证施术,患侧取穴手三里、足三里。

3.穴位贴敷

(1)目的:疏通经络,调理脏腑,防病治病。

(2)原理:将药物制成一定剂型,敷贴到人体穴位,通过刺激穴位,激发精气,从而起到通经活络、清热解毒、活血化瘀、消肿止痛、行气消痞、扶正强身的作用。

(3)遵医嘱辨证施术,取穴神阙、肺俞、定喘、天突等。

4.艾灸(温和灸)

(1)目的:滋补肝肾为主,疏通经络为辅。

(2)原理:以艾绒为主要原料,制成艾柱或艾条等,在选定的穴位或病痛部位之上,通过艾的温热和药力作用刺激穴位或病痛部位,从而起到温经散寒、扶阳固脱、消瘀散结、防治疾病的作用。

(3)遵医嘱辨证施术,脾弱气虚者取穴脾俞、气海、太白、三阴交、足三里;肠道气秘者取穴太冲、大敦、大都、支沟、天枢;脾肾阳虚者取穴肾俞、大钟、关元、承山、太溪,于腹部施回旋灸,每次 20 分钟。适用于气虚及元气衰败所致的二便失禁,取穴神阙、气海、关元、百会、三阴交、足三里等。

5. 耳穴贴压

(1)目的:经络传导,调整脏腑。

(2)原理:采用王不留行籽、莱菔子等丸状物贴压于耳郭上的穴位或反应点,通过其疏通经络,调节脏腑气血功能,从而防治疾病、改善症状。

(3)遵医嘱辨证施术,根据急性期不同症状取穴。例如眩晕头痛取穴神门、肝、脾、肾、降压沟、心、交感;腹胀便秘者取穴大肠、直肠、三焦、脾、皮质下等,配穴小肠、肺等。

(六)其他康复指导

1. 落实早期康复计划,鼓励患者坚持锻炼,如肢体运动、语言功能、吞咽功能训练等,增强自理能力。

2. 康复过程中经常和康复治疗师联系,及时调整训练方案。

3. 根据患者情况,在医生指导下选择降压操、舌操等功能锻炼。

(1)降压操

1)预备动作:坐在椅子或沙发上,姿势自然端正,正视前方,双臂自然下垂,双手手掌放在大腿上,大腿与膝关节呈 90°,双足分开与肩同宽,全身肌肉放松,呼吸均匀。

2)按揉太阳穴:顺时针旋转一周为一拍,共做 32 拍。

3)按摩百会穴:用手掌紧贴百会穴旋转,旋转一周为一拍,共做 32 拍。

4)按揉风池穴:用双手拇指按揉双侧风池穴,顺时针旋转一周为一拍,共做 32 拍。

5)摩头清脑:双手五指自然分开,用小鱼际从前额向耳后按摩,从前至后弧线行走一次为一拍,共做 32 拍。

6)擦颈:用左手掌大鱼际擦抹颈部右侧胸锁乳突肌,再换右手擦左颈,一次为一拍,共做 32 拍。

7)揉曲池穴:按揉曲池穴,先用右手再换左手,旋转一周为一拍,共做32拍。

8)揉关宽胸:用拇指按揉内关穴,先揉左手后揉右手,顺时针方向按揉一周为一拍,共做32拍。

9)引血下行:分别用左右手拇指按揉左右小腿的足三里穴,旋转一周为一拍,共做32拍。

10)扩胸调气:双手放松下垂,然后握空拳,屈肘抬至肩高,向后扩胸,最后放松还原。

(2)舌操

1)伸舌运动:舌向口外缓慢用力伸出。主要锻炼舌内肌群中的舌垂直肌和部分舌外肌功能。八拍为一套动作,共循环做4次。

2)卷舌运动:舌尖抵上犬齿龈,沿着硬腭用力向后卷舌。主要锻炼舌内肌群中的舌上纵肌和部分舌外肌功能。八拍为一套动作,共循环做4次。

3)顶腮运动:舌尖用力顶在左腮部,主要锻炼左侧舌内肌群及其舌横肌和颊部各肌群等。复位后同法锻炼右侧各肌群。四拍为一套动作,共循环做8次。

4)咬舌运动:用上、下齿轻咬舌面,边咬边向外伸,同法缩回口内,咬一下发一声"da"。主要锻炼舌内肌群中的舌垂直肌,部分舌外肌和口轮匝肌等。八拍为一套动作,共循环做4次。

5)弹舌运动:舌尖抵至硬腭后快速在口内上下弹动。主要锻炼舌内肌群中的舌上下纵肌和部分舌外肌。四拍为一套动作,共循环做8次。

第6节　脑卒中(脑梗死)恢复期

【疾病概述】

　　脑卒中因体痰热内盛、阴虚阳亢或气血亏虚,遇饮食、情志、劳倦等诱因所致,以突然昏仆、不省人事、口舌歪斜、半身不遂、语言謇涩或仅见口眼歪斜为主要临床表现。脑卒中发病2周至6个月为恢复期。

　　西医学中的脑梗死又称缺血性脑卒中,本病系由各种原因所致的局部脑组织区域血液供应障碍,导致脑组织缺血缺氧性病变坏死,进而产生临床上对应的神经功能缺失表现。

一、证候特点

1. 风火上扰证:眩晕头痛,面红耳赤,口苦咽干,心烦易怒,尿赤便干。舌质红绛,苔黄腻而干,脉弦数。治护原则:以消火熄风、平肝潜阳为主。

2. 痰瘀阻络证:头晕目眩,痰多而黏。舌质暗淡,苔薄白或白腻,脉弦滑。治护原则:以化痰通络为主。

3. 痰热腑实证:腹胀,便干便秘,头痛目眩,咯痰或痰多。舌质暗红,苔黄腻,脉弦滑或偏瘫侧弦滑而大。治护原则:以化痰通腑为主。

4. 阴虚风动证:半身不遂,口舌歪斜,言语謇涩或不语,感觉减退或消失,眩晕耳鸣,手足心热,咽干口燥。舌质红而体瘦,少苔或无苔,脉弦细数。治护原则:以滋养肝肾、潜阳熄风为主。

5. 气虚血瘀证:半身不遂,口舌歪斜,言语謇涩或不语,面色㿠白,气短乏力,口角流涎,自汗出,心悸便溏,手足肿胀。舌质暗淡,苔白腻,有齿痕,脉沉细。治护原则:以益气养血、化瘀通络为主。

二、中西医结合健康指导

(一)生活起居

1. 调摄情志,建立信心,起居有常、不妄作劳,戒烟酒,慎避外邪。
2. 注意安全,防呛咳窒息、跌倒坠床、压疮、烫伤、走失等意外。

(二)饮食指导

1. 风火上扰证:饮食宜清淡甘寒,如绿豆、芹菜、菠菜、冬瓜、黄瓜、丝瓜、柑橘、梨,忌食羊肉、鸡肉、狗肉、鲢鱼、韭菜、大蒜、葱等辛香走窜之品。

2. 痰瘀阻络证:进食祛风化痰开窍的食品,如山楂、荸荠、黄瓜。食疗方:鱼头汤。忌食羊肉、牛肉、狗肉等。

3. 痰热腑实证:饮食以清热、化痰润燥为主,如萝卜、绿豆、丝瓜、冬瓜、梨、香蕉、芹菜等,忌食羊肉、牛肉、鸡肉、虾、鱼、韭菜、辣椒、大蒜等。

4. 阴虚风动证:饮食以养阴清热为主,如百合莲子粥、薏米粥、甲鱼汤、菠菜汤、莲子粥、白菜、冬瓜、丝瓜、木耳、赤小豆等。

5. 气虚血瘀证:宜食益气活血、健脾通络的食物,如山楂、山药薏米汤、黄芪粥、莲子粥、白菜、冬瓜、丝瓜、木耳、赤小豆等。

6. 神智障碍或吞咽困难者,根据病情给予禁食或鼻饲喂服,以补充足够的水分以及营养丰富的流质食物,如果汁、米汤、肉汤、菜汤、匀浆膳等,忌食肥甘厚味等生湿助火之品。

7. 注意饮食宜忌,如糖尿病患者注意控制葡萄糖及碳水化合物的摄入,高血脂患者注意控制总热量、脂肪、胆固醇的摄入等。

(三)用药指导

1. 胶囊:如活血化瘀的通心络胶囊、脑安胶囊、丹灯通脑胶囊等,脑出血急性期忌服。

2. 丸剂:如华佗再造丸,服药期间有燥热感,可用白菊花蜜糖水送服,或剂量减半服用,必要时暂停服用1~2天。服安宫牛黄丸期间饮食宜清淡,忌食辛辣油腻之品,以免助火生痰。

3. 颗粒:如服养血清脑颗粒要忌烟酒及辛辣、油腻食物,低血压者慎服。

4. 醒脑静注射液含芳香走窜药物,开启后立即使用,防止挥发;生脉注射液,用药宜慢,滴速<30滴/分钟,并适量稀释;脑水肿患者静脉滴注中药制剂时不宜过快,一般不超过30滴/分钟为宜。

5. 外涂紫草油(清热凉血、收敛止痛)适用于二便失禁或便溏所致的肛周潮红、湿疹。涂药次数视病情而定,涂药后观察局部皮肤情况,如有皮疹、奇痒或局部肿胀等过敏现象时,应立即停止用药,并将药物拭净或清洗,遵医嘱内服或外用抗过敏药物。

(四)情志调护

1. 语言疏导法。运用语言,鼓励患者间多沟通、多交流。鼓励家属多陪伴患者,家庭温暖是疏导患者情志的重要方法。

2. 移情易志法。通过戏娱、音乐等手段或设法培养患者某种兴趣、爱好,以分散患者注意力,调节其心境情志。

3. 五行相胜法。在情志调护中,护理人员要善于运用《黄帝内经》情志治疗中的五行制约法则,即"怒伤肝,悲胜怒;喜伤心,恐胜喜;思伤脾,怒胜思;忧伤肺,喜胜忧;恐伤肾,思胜恐"。同时,要注意掌握情绪刺激的程度,避免刺激过度带来新的身心问题。

(五)中医适宜技术

1. 中药热熨

(1)目的:疏通腠理,气血通畅,散热(或散寒)止痛,祛风除湿。

(2)原理:将中药加热后装入布袋,在人体局部或一定穴位上移动,利用温热之力使药性通过体表透入经络和血脉,从而起到温经通络、行气活血、散寒止痛、祛瘀消肿等作用。

(3)方法:患侧上肢取穴极泉、尺泽、肩髃、合谷等,患侧下肢取穴委中、阳陵泉、足三里等。

2. 中药外敷

(1)目的:舒筋活络。

(2)原理:将新鲜中草药切碎、捣烂,或将中药末加辅形剂调匀成糊状,敷于患处或穴位,从而获得舒筋活络、祛瘀生新、消肿止痛、清热解毒、拔毒等功效。

(3)遵医嘱辨证施术,给予具有活血通络的中药,打成粉末,调和好后敷在患侧肢体,每日 1 次或者隔日 1 次。

3. 中药熏洗

(1)目的:温经散寒,祛风通络。

(2)原理:根据辨证选用一定的方药,将药物煎汤后,趁热进行全身或局部的熏蒸、浸泡、淋湿、湿敷,通过热力的作用,从而起到温通经络、活血止痛、祛风除湿、杀虫止痒、消肿祛痰等作用。

(3)遵医嘱辨证施术,在辨证论治原则下给予具有活血通络作用的中药,局部熏洗患侧肢体,每日 1 次或者隔日 1 次。

4. 穴位按摩

(1)目的:推动精气运行,调节脏腑功能。

(2)原理:在中医基本理论指导下,运用手法作用于人体穴位。通过局部刺激,可疏通经络,调动机体抗病能力,从而起到防病治病、强身健体的作用。

(3)遵医嘱辨证施术。

(六)其他康复指导

1. 良肢位的摆放

(1)仰卧位:①偏瘫侧肩部放在枕头上,保持肩部前伸,外旋;②偏瘫侧上肢放在枕头上,外展 20°~40°,肘、腕、指关节尽量伸直,掌心向上;③偏瘫侧臀部固定于枕头上;④偏瘫侧膝部膝外应放在枕头上,防止屈膝位控制不住突然髋膝旋,造成股内收肌拉伤,膝下垫一小枕保持患膝稍屈,足尖向上。

(2)患侧卧位:①躯干略后仰,背后放枕头固定;②偏瘫侧肩关节向前平伸外旋;③偏瘫侧上肢和躯干呈90°,肘关节尽量伸直,手掌向上;④偏瘫侧下肢膝关节略屈曲,髋关节伸直;⑤健侧上肢放在身上或枕头上;⑥健侧下肢保持踏步姿势,放枕头上,膝关节和踝关节略屈曲。

(3)健侧卧位:①躯干略前倾;②偏瘫侧肩关节向前平伸,患肩前屈90°~100°;③偏瘫侧上肢放在枕头上;④偏瘫侧下肢膝关节、髋关节略屈曲,下肢放在枕头上,避免足外翻;⑤健侧上肢摆放以患者舒适为宜;⑥健侧下肢膝关节、髋关节伸直。

2. 功能锻炼方法

(1)防止肩关节僵硬:平卧于床上,双手相握,肘部保持伸直,以健侧手牵拉患侧肢体向上伸展,越过头顶,直至双手能触及床面。

(2)防止前臂伸肌挛缩:仰卧,屈膝,双手互握,环抱双膝,臂部稍用力伸展,使双肘受牵拉而伸直,臂部也受牵拉伸展,重复做这样的动作,也可以只屈患侧腿,另一条腿平置于床上。

(3)保持前臂旋转:坐在桌旁,双手掌心相对,手指互握,手臂伸直,身体略向患侧倾斜,以健侧手推动患侧手外旋,直至拇指能触及桌面。反复锻炼,逐渐过渡到双手手指伸直对合,健侧手指能使患侧拇指接触桌面。

(4)保持手腕背屈:双肘支撑于桌面,双手互握,置于前方,健侧手用力按压患侧手,使患侧手腕充分背屈。

(5)防止腕、指、肘屈肌挛缩:站立于桌前,双手掌对合,手指互握,将掌心向下支撑于桌面,然后伸直手臂,将体重施加于上,使手腕充分背屈,屈肌群受到牵拉伸展;或坐于椅子上,用健侧手帮助患侧手腕背屈,掌心置于椅面,并将蜷曲的患指逐一伸直,然后以健侧手保持患肢伸直,稍倾斜身体,将体重施加于患肢。

(6)防止跟腱缩短和脚趾屈曲:将一条毛巾卷成一卷,放在患肢脚趾下,站立起来,用健侧手按压患肢膝盖,尽量使足跟触地。站稳后,抬起健侧腿,让患肢承受体重,并反复屈曲膝关节。

(7)保持患臂水平外展:患者平卧,双手相握,向上举过头顶,然后由助手抓住患臂,保持伸直并慢慢水平移动,直至手臂平置于床面上,掌心向上,患肢与身体呈90°;再将其拇指拉直、外展,并将其余患指伸展。在锻炼时,患者背部垫枕头,可增强锻炼的效果,同时还可以使胸椎保持伸直。

3. 吞咽障碍训练

(1)空吞咽法:指导患者闭口,鼻深吸一口气后完全屏住呼吸,做吞咽动作,吞咽后立即咳嗽 2~3 次。

(2)发音法:面对镜子进行紧闭口唇训练,口唇前突发"wu"音,再向两侧旁拉发 yi"音。

(3)冷刺激法:用冰喉镜或冰金属勺柄刺激上腭底部以诱发吞咽反射。

4. 言语训练

(1)构语障碍患者,从单音节开始训练,每天学习 1~2 个音节,对暂时发不出音节者,要按照先易后难原则,逐渐练习。能讲简单词句者,应鼓励并耐心训练患者多用语言与他人交流,口答问话,还可采用朗诵书报来训练发声。

(2)发音肌肉的训练可先做简单的张口、伸舌、露齿、鼓腮动作,指导患者反复进行抿嘴、噘嘴、叩齿等动作训练。采用吞咽言语治疗仪,刺激发音肌群配合发音训练。

第7节 眩晕(原发性高血压)

【疾病概述】

眩晕是因风阳上扰、痰瘀内阻,使脑窍失养、脑髓不充所致。临床以头晕目眩、视物旋转为主要临床表现。眩是眼花,晕是头晕,二者常同时并见,故统称为"眩晕"。

西医学中的原发性高血压是指原因不明,以动脉收缩压和(或)舒张压增高为特征,常伴有心、脑、肾等器官病理性改变的全身性疾病。常见临床表现有眩晕、头部肿胀、失眠、健忘、耳鸣等。

一、证候特点

1. 风痰上扰证:眩晕有旋转感或摇晃感、漂浮感,头重如裹,伴有恶心呕吐或恶心欲吐,呕吐痰涎,食少便溏。舌苔白或白腻,脉弦滑。治护原则:以熄风潜阳、化痰通络为主。

2. 阴虚阳亢证:头晕目涩,心烦失眠,多梦,面赤,耳鸣,盗汗,手足心热,口干。舌红少苔,脉细数或弦细。治护原则:以滋阴潜阳为主。

3. 肝火上炎证:头晕且痛,其势较剧,目赤口苦,胸胁胀痛,烦躁易怒,寐少多梦,小便黄,大便干结。舌红苔黄,脉弦数。治护原则:以平肝潜阳、清火熄风为主。

4. 痰瘀阻窍证:眩晕,头重昏蒙,伴胸闷恶心,肢体麻木或刺痛,唇甲发绀,肌肤甲错,或皮肤如蚁行状,或头痛。舌质暗有瘀斑,苔薄白,脉滑或涩。治护原则:以化痰通窍为主。

5. 气血亏虚证:头晕目眩,动则加剧,遇劳则发,面色㿠白,爪甲不荣,神疲乏力,心悸少寐,食欲缺乏,便溏。舌淡苔薄白,脉细弱。治护原则:以补益气血、调养心脾为主。

6. 肾精不足证:眩晕久发不已,听力减退,耳鸣,少寐健忘,身倦乏力,腰酸膝软。舌红,苔薄,脉弦细。治护原则:以补肾填精、滋阴充髓为主。

二、中西医结合健康指导

(一)生活起居

起居有常,劳逸结合,避免强光刺激。眩晕急性发作时,应卧床休息,闭目养神,减少头部晃动,动作宜缓慢,防止跌倒。外出时佩戴变色眼镜,不宜从事高空作业,避免游泳、观水、乘船及做各种旋转度大的动作和游戏,必要时可先服用晕宁、清眩丸等药物,或用胶布、麝香虎骨膏贴脐,预防眩晕发作。定期检查血压情况,发现异常变化应及早治疗。

(二)饮食指导

1. 宜清淡,忌食辛辣、肥腻、生冷之品,禁烟酒。

2. 肝火上炎证者宜食清淡降火之品,如芹菜、黑木耳、苦瓜、番茄、莲藕、香蕉、西瓜等凉性蔬菜和水果。

3. 痰瘀阻窍证者宜食化痰、润燥之品,如萝卜、绿豆、丝瓜、梨等。

4. 气血亏虚证者宜食补气养血之品,如大枣、枸杞、桂圆、核桃仁、黑木耳、山仁、蜂蜜汁、蔬菜、瓜果等。

5. 阴虚阳亢证者宜食滋阴潜阳之品,如银耳羹、百合莲子羹等。

(三)用药指导

1. 中药与西药的服药时间应间隔 1~2 小时,肾气亏虚证中药宜温服,肝火亢盛证宜凉服。

2. 眩晕伴有呕吐者宜用姜汁滴舌后服用中药,并少量频服。

3. 服用降压药后晕厥、恶心、乏力等提示可能发生了直立性低血压反应,请立即卧床。

4. 静脉滴注扩血管药和利尿剂者,应遵医嘱调整滴速,并监测血压、尿量变化,预防直立性低血压的发生。如出现头晕、眼花、恶心等应立即平卧。

5. 中药药枕:将夏枯草、菊花、决明子和蚕沙匀量装入布袋制成枕芯枕于头部,通过药物的发散作用以达到清肝明目、化痰之功效。

(四)情志调护

减少情绪刺激,指导患者自我调控情绪,介绍疾病相关知识,缓解焦虑情绪,对于肝火亢盛、阴虚阳亢者,宜听《二泉映月》,有良好制约愤怒和稳定血压的作用。眩晕较重,心烦焦虑者,减少探视人群,给患者提供安静的修养空间,鼓励患者听舒缓音乐。

(五)中医适宜技术

1. 耳穴贴压

(1)目的:经络传导,调整脏腑。

(2)原理:采用王不留行籽、莱菔子等丸状物贴压于耳郭上的穴位或反应点,通过其疏通经络,调节脏腑气血功能,从而防治疾病,改善眩晕症状。

(3)遵医嘱辨证施术,取穴神门、肝、脾、肾、脑、降压沟、心、交感、皮质下、内分泌等,痰浊上蒙者可增加胃、三焦等穴。

2. 穴位按摩

(1)目的:疏经通络,调节脏腑功能,提高机体抗病能力。

(2)原理:在中医基本理论指导下,运用手法作用于人体穴位。通过局部刺激,可疏通经络,提高机体抗病能力,从而起到防病治病、改善眩晕症状的作用。

(3)遵医嘱辨证施术,取穴百会、风池、上星、头维、太阳、印堂等,每次 20 分钟,每晚睡前 1 次。

3. 穴位贴敷

(1)目的:通过刺激穴位,激发精气,达到防治疾病的目的。

(2)原理:将药物制成一定剂型,敷贴到人体穴位,通过刺激穴位,激发精气,从而起到通经活络、清热解毒、活血化瘀、行气消痞、扶正强身的作用。

(3)遵医嘱辨证施术,眩晕患者可选取双足涌泉穴,每日 1 次。头疼患者可选取两侧太阳穴。

(六)其他康复指导

根据患者病情,在医师指导下可适当选择舌操、降压操等进行功能锻炼,在眩晕缓解期,可在医师指导下进行眩晕康复操进行功能锻炼。

1. 降压操(详细锻炼方法见第 65 页至第 66 页"降压操")

2. 舌操(详细锻炼方法见第 66 页"舌操")

3. 眩晕康复操

姿势:双脚分开与肩同宽,双臂自然下垂,全身放松,双眼平视,均匀呼吸,站坐均可。

(1)双掌擦颈:双手十指交叉贴于后颈部,左右来回摩擦 100 次。

(2)左顾右盼:头先向左再向右转动 30 次,幅度宜大,以自觉酸胀为好。

(3)前后点头:头先向前再向后,前俯时颈项尽量前伸拉长 30 次。

(4)旋臂舒颈:双手置于两侧肩部,掌心向下,双臂先由后向前旋转 20~30 次,再由前向后旋转 20~30 次。

(5)颈项争力:双手紧贴大腿两侧,双腿不动,头转向左侧时,上身旋向右侧,头转向右侧时,上身旋向左侧,各 10 次。

(6)摇头晃脑:头向左、前、后旋转 5 次,再反方向旋转 5 次。

(7)头手相抗:双手交叉紧贴后颈部,用力顶头颈,头颈应向后用力,相互抵抗 5 次。

(8)翘首望月:头用力左旋并尽量后仰,目视左上方 5 秒钟,复原后,再旋向右,目视右上方 5 秒钟。

(9)双手托天:双手上举过头,掌心向上,仰视手背 5 秒钟。

(10)放眼观景:手收回胸前,右手在外,在劳宫穴相叠,虚按膻中,目视前方 5 秒钟,收操。

肺病病证

第 1 节　慢性阻塞性肺疾病

【疾病概述】

喘证是由于外感或内伤导致肺失宣降,肺气上逆或气无所主,肾失摄纳,以致呼吸困难,甚则张口抬肩,鼻翼翕动,不能平卧为临床特征的一种病证。其发病常由多种疾病引起,病因复杂,常见的病因为慢性咳嗽、哮病、肺痨、心悸等,遇外感及劳累而诱发。

西医学中的慢性阻塞性肺疾病(COPD)是喘证的一种,具有气流受限特征的可以预防和治疗的疾病,气流受限不完全可逆,呈进行性发展。COPD 主要累及肺脏,以咳嗽、咳痰、气短或呼吸困难等为主要临床表现。

一、证候特点

1.肺脾气虚证:咳嗽,喘息,气短,动则加重,神疲、乏力或自汗,恶风,易感冒,纳呆或食少,胃脘胀满或腹胀或便溏。舌体胖大或有齿痕,舌苔薄白或腻。治护原则:以补脾益肺为主。

2.肺肾气虚证:喘息,气短,动则加重,乏力或自汗,易感冒,恶风,腰膝酸软,耳鸣,头昏或面目虚浮,小便频数,夜尿多,或咳而遗尿。舌质淡,舌苔白。治护原则:以补肾纳气为主。

3.肺肾气阴两虚证:喘息,气短,动则加重,自汗或乏力,易感冒,腰膝酸软,耳鸣,头昏或头晕,干咳或少痰,咳嗽不爽,盗汗,手足心热。舌质淡或红,舌苔薄少或花剥。治护原则:以益气养阴为主。

二、中西医结合健康指导

(一)生活起居

1. 起居有常,并注意四时气候变化,防寒保暖,及时增减衣物。在呼吸道传染病流行期间,尽量避免去人群密集的公共场所,避免外邪诱发或加重病情。保持室内空气新鲜,温湿度适宜,定时开窗通风。

2. 指导患者戒烟,室内勿放鲜花等可能引起过敏的物品,避免烟尘异味及过敏原等诱发因素刺激和外邪侵袭。

3. 劳逸结合,起居有常,保证充足的休息和睡眠,病情加重时减少活动量。

4. 保持心情舒畅,善于控制自己的情绪,防止七情内伤。

5. 加强体育锻炼,提高御寒和抗病能力,如适当打太极拳、做呼吸操等。

6. 痰多者要多饮水,尽量将痰液咳出,不能咳痰者,家人给予拍背协助排痰。

(二)饮食指导

1. 饮食原则:在饮食上首先要注意选择清淡的食物,避免食用一些油炸辛辣烹饪的食物,可以多喝一些小米粥,多食用一些蔬菜,如菠菜、豆腐、胡萝卜、黑木耳等。在治疗期间避免做剧烈的运动。饮食以高热量、高蛋白质和高维生素为宜,并补充适量无机盐,同时避免摄入过多碳水化合物及易产气食物。多吃绿叶蔬菜及水果,食物烹饪以蒸、煮为宜,食物宜软烂,以利于消化和吸收,同时忌食辛辣、肥腻、过甜、过咸及煎炸之品。

2.根据不同证型指导饮食

(1)肺脾气虚证:宜食健脾补肺的食物,如山药、百合、薏米、核桃、胡萝卜、鸡肉等。

(2)肺肾气虚证:宜食补益肺气、肾气的食物,如枸杞、黑芝麻、核桃、木耳、山药、杏仁、桂圆、牛肉、猪心、羊肉等。

(3)肺肾气阴两虚证:宜食益气养阴的食物,如莲子、牛乳、蛋类、百合、鲜藕、雪梨、银耳、老鸭等。

(4)汗出较多者,可多饮淡盐水,进食含钾丰富的食物,如橘子、香蕉等;腹胀、纳呆者可用山楂、炒麦芽少许代茶饮。

(5)饮食宜少量多餐,每餐不宜过饱,以高热量、高蛋白、高维生素、易消化的饮食为主,烹调方式以炖、蒸、煮为宜,忌食辛辣、煎炸或过甜、过咸之品。

3. 常用食疗方

(1)核桃百合粥

1)处方与用法:核桃仁 20g,百合 10g,粳米 100g,共煮粥,早晚分服。

2)功效:适用于脾肾阳虚、畏寒肢冷、喘咳气短者。

(2)萝卜猪肺(或牛肺)汤

1)处方与用法:白萝卜 500g,杏仁 15g,白果仁 6g,猪肺(或牛肺)250g,微火共炖至烂熟,加入少许盐调味,分 2 次服,隔日 1 剂。

2)功效:适用于痰热犯肺、喘咳痰鸣、口苦咽干、痰稠难出者。

(三)用药指导

慢性阻塞性肺疾病急性加重期的治疗以抗感染治疗为主,确定导致慢性阻塞性肺疾病急性加重的病原体,根据病原体的培养及药敏试验结果选择敏感的抗感染药物,导致慢性阻塞性肺疾病急性加重的最主要原因就是细菌感染,前期可以使用莫西沙星、头孢呋辛、阿莫西林等药物控制感染,同时选择止咳祛痰药物,可以选择氨溴索、溴己新等。联合雾化吸入支气管扩张剂和糖皮质激素,对缓解病情也有一定的好处,例如可用布地奈德混悬液和特布他林雾化液,必要时全身使用糖皮质激素,在急性加重的时候根据病情选择吸氧或呼吸机辅助通气。

1. 喘证患者常用大剂量激素治疗(如地塞米松等),应注意观察有无不适,防止发生不良反应。

2. 止咳糖浆服后不宜立即饮水。

3. 年老体弱无力咳痰者,中、大量咯血及痰多者,不宜用强烈镇咳药。

4. 指导患者正确吸入局部治疗药物,采取口吸鼻呼的方法。用药宜定时定量,以达到理想效果,避免一些不良反应。喷雾吸入必可酮时,嘱患者吸入后屏气约 10 秒钟才呼气,再用盐水漱口,以免引起声音嘶哑和真菌感染。

5. 服用汤药时,寒喘虚喘者宜热服,热喘者宜温偏凉服。根据发作时间,确定服汤药次数,全日发作者,应多次频服;发作多在下半夜者,应于睡前服药;发作于清晨者,应于次晨 3~4 点服药。若汤药中含麻黄、桂枝、附子等辛温发散药物,应观察患者有无出汗过多、血压升高或降低等不良反应;若汤药中含蝉蜕、地龙等虫类药物,应观察有无诱发或加重喘证的可能性。

(四)情志调护

1. 喘证病程常较长,甚则累及终生。患者往往会产生消极的情绪,应做好心理疏导,消除其顾虑,积极配合治疗。

2. 护理人员应主动介绍疾病知识,使患者了解引起慢性阻塞性肺疾病的原因和转归,指导排痰和呼吸功能锻炼,鼓励患者积极防治疾病,消除消极、悲观及焦虑情绪,克服对疾病的恐惧心理,改善其治疗依从性。

3. 鼓励患者间多沟通交流防治疾病的经验,指导患者学会自我排解烦恼及忧愁,通过适当运动、音乐欣赏、书法绘画等移情易性,保持乐观开朗情绪,避免忧思恼怒对人体的不利影响。

4. 喘证的情志护理直接影响疾病预后,故家属应在精神上安慰、体贴和鼓励患者,以提高其战胜疾病的信心。患者应保持心情舒畅,避免情绪激动、紧张。

(五)中医适宜技术

中药敷贴:遵医嘱辨证施术,将白芥子、延胡索、甘遂、细辛研末,加入香窜引药,夏月二伏天敷贴。每次敷贴时间应在 2~3 小时;贴敷后局部有轻微灼热、痒感,为正常反应;如出现奇痒、灼痛难忍等情况,应立即去掉药膏;如无不适,成人可贴 6~8 小时,儿童可贴 4~6 小时。

(六)其他康复指导

1. 避免诱发因素,劝导戒烟,控制职业粉尘和环境污染,减少有害气体及刺激性气体的吸入等。重视生活调摄,起居寒温要适宜,注意保暖,防止感冒,保持空气通畅,维持适宜温湿度。

2. 加强营养,合理饮食,调和五味。饮食宜清淡,忌食肥甘油腻、辛辣甘甜之品,防止生痰生火,避免食用海膻发物。

3. 保持心情舒畅,避免不良情绪的影响;劳逸适当,防止过度疲劳。

4. 根据身体情况,适当地进行体育锻炼,以逐步增强体质,提高抗病能力。

(1)耐寒锻炼:进行耐寒锻炼能提高机体的防御能力,增强呼吸道免疫力,减少呼吸道感染。耐寒锻炼应从夏季开始,增加户外活动的时间,气候转冷也要坚持锻炼。尽量延迟穿棉衣、戴口罩的时间,但应注意随气候变化及时增减衣服,预防感冒。

(2)呼吸操:患者端坐或直立,先深吸气,同时鼓腹、提胸,然后缩唇缓慢呼气并收腹,胸廓自然下降。呼气时间以患者耐受能力而定,如此反复,循序渐进。锻炼时间及次数以无疲劳感为宜,最好在户外活动或体育锻炼中进行。

(3)配合进行太极拳、长距离步行等锻炼。

5. 坚持长期家庭氧疗:对重度 COPD 患者,一般给予鼻导管吸氧,氧流量为 1~2L/min,持续时间>15h/d。使用过程注意:用氧安全,吸氧导管定期更换;监测氧流量,避免随意调整;防止感染,氧疗装置定期更换、清洁和消毒。

6. 预防感冒和慢性支气管炎的急性发作,根据实际情况,进行流感疫苗接种。若出现呼吸困难、咳嗽、咳痰增多、黄痰、发热等症状应及时就诊。

第 2 节　肺胀(慢性支气管炎)

【疾病概述】

肺胀是由多种慢性肺疾病反复发作,迁延不愈,导致肺气胀满,不能敛降的一种病证。其表现为胸部膨满,憋闷如塞,喘息上气,咳嗽痰多,烦躁,心悸,面色晦暗,或唇甲紫,腹胀满,肢体水肿等。

西医学中的慢性支气管炎是气管、支气管黏膜及周围组织的慢性非特异性炎症。临床以咳嗽、咳痰为主要症状,每年发病持续 3 个月,连续 2 年或 2 年以上。

一、证候特点

1. 风寒袭肺证:喘急胸闷,咳嗽痰多而清稀,恶寒发热,无汗。苔薄白,脉浮紧。治护原则:以疏风散寒、宣肺止咳为主。

2. 风热犯肺证:喘促气粗,咳嗽痰黄而黏稠,心胸烦闷,口干而渴,发热微恶风寒。舌边红,苔薄黄。治护原则:以疏风清热、宣肺止咳为主。

3. 痰湿阻肺证:胸闷,咳嗽气喘,痰多。舌质淡,苔白滑腻,脉弦滑。治护原则:以燥湿化痰为主。

4. 肺脾两虚证:喘息短促无力,咳声低微,自汗心悸,面色㿠白,神疲乏力,食少便溏。舌淡少苔,脉弱。治护原则:以健脾补气为主。

5. 肺肾两虚证:呼多吸少,咳嗽无力,动则尤甚,痰清稀,声低自汗,或尿随咳出。舌淡紫,脉微疾。治护原则:以补肾纳气为主。

二、中西医结合健康指导

(一)生活起居

1. 居室的空气要清新,保持空气流通。

2. 起居有节,注意劳逸结合,要保持每天睡眠充足,避免过度劳累。在寒冷的冬季或季节转变时,要加强个人防护,注意防寒保暖。避免呼吸道刺激,防止呼吸道感染。吸烟患者应戒烟。

3. 不可忽视叩背排痰的重要性,卧床患者还应定时更换体位以利痰液排出。

4. 慢性支气管炎肺气肿的患者有时会有肺大泡生成,尤其是体形消瘦的老年人,日常起居应注意避免腹内压过高,如不用力屏气、不做过于剧烈的运动、保持大便通畅等。患者如突发胸痛、气闷及明显呼吸困难,可能为肺大泡破裂引起气胸,应及时给予氧疗并到医院就诊。

5. 患者出现心力衰竭时会有不同程度的下肢水肿,家属应注意观察水肿增长、消退情况并记录全日尿量,作为服用利尿剂的依据。

6. 要学会以消耗最少的能量和氧气,达到最大可能的肺膨胀的方法:①要处于舒适的体位,最好是端坐位;②要学会放松肩部和颈部肌肉;③呼吸时尽量延长呼气时间;④尽量保持有节律的呼吸;⑤养成安静、不慌张的习惯。

7. 患者在家中禁用镇静剂,无论处于缓解期还是发作期。因此类药物抑制呼吸中枢,并可引起呼吸暂停。

8. 有条件的患者可在家中氧疗,每日 15 小时,最好在夜间进行,需要注意的是氧疗时氧流量一定不可过高,保证持续低流量吸氧,即 1~2L/min,必须经常检查流量表,保证氧流量稳定在此范围内。

(二)饮食指导

饮食宜清淡可口,易消化,有营养;忌食生冷、过咸、辛辣食物;避免烟、酒等刺激性物品,以免加重症状。多饮水,以稀释痰液,利于排痰;多喝蔬菜汁,可以止咳化痰,还可以补充维生素与矿物质。每餐可适量多吃一些蔬菜和豆制品,如白萝卜、胡萝卜以及蔬菜等清淡、易消化的食物。多吃一些可止咳、平喘、祛痰、温肺、健脾的食品,如白果、枇杷、山药、百合、紫菜等。不要急于进补人参、鹿茸等补品,在急性发作期或痰多、舌苔腻的情况下都不宜用,否则胸闷气急更甚,病情反而加重。

1.根据不同证型指导饮食

(1)风寒袭肺证:饮食宜清淡,富含营养,忌食肥甘、厚腻等滋痰生湿之品。

(2)风热犯肺证:饮食宜清淡,多食蔬菜水果。高热者,多饮温水,可用芦根或荸荠煎汤代饮。

(3)痰湿阻肺证:可食赤小豆、白扁豆、薏米、山药、冬瓜等健脾、利湿、化痰之品。服药期间忌食糯米、甜食和过咸食物。

(4)肺脾两虚证:饮食宜少量多餐。可进食健脾润肺之品,如百合、扁豆、山药、薏米等,忌食油腻食物。

(5)肺肾两虚证:可食百合、核桃、黑芝麻、木耳等温补脾气、补肾清肺之品。

2. 常用食疗方

(1)白萝卜杏仁煮牛肺(或猪肺):白萝卜500g,苦杏仁 15g,牛肺(或猪肺)250g,姜汁、料酒各适量。白萝卜切块,苦杏仁去皮尖。牛肺用开水烫过,再以姜汁、料酒旺火炒透。砂锅内加水适量,放入牛肺、白萝卜、苦杏仁,煮熟即成。吃牛肺,饮汤,每周 2~3 次。可补肺、清肺、降气、除痰,适用于肺虚体弱、慢性支气管炎等。适合冬、春季节选用。

(2)杏仁核桃:姜 9~12g,南杏仁 15g,核桃 30g,冰糖适量。先将前 3 种食物捣烂,再加入冰糖,放入锅内炖熟。每日 1 次,连服 15~20 天。可散寒化瘀,补肾纳气。适用于慢性支气管炎属寒证型。

(三)用药指导

1. 遵医嘱坚持用药,切勿时停时用,以防止慢性阻塞性肺气肿及肺心病的发生。

2. 根据病情轻重选用相应抗生素以控制感染。

3. 对伴有喘证者,应慎用镇静剂,可致呼吸抑制的药物更要禁用。

4. 根据“冬病夏治”的原则,慢性支气管炎的患者应在夏季开始应用扶正固本的方剂,如补肺汤或七君子汤加减;或在夏末秋初开始采用菌苗疗法,如注射核酪、服用气管炎菌苗等,这些均需在医师指导下采用。

5. 患者出现痰液黏稠或痰少咳剧等症状,可口服复方甘草合剂或其他祛痰止咳药物。要注意:药物应在饭后服用,尤其是含有甘草的药物,如复方甘草合剂、复方甘草片等,若空腹服用对胃黏膜刺激较强,易产生不适;服用止咳药物后,不要马上饮水,以保持咽部局部药物作用,止咳效果会更好。

6. 对于喘息型慢性支气管炎或并发肺气肿的患者,应选用解痉平喘药物,如氨茶碱、喘定、沙丁胺醇(舒喘灵)气雾剂等,如有明显的呼吸加快、呼吸费力,应行氧疗。

7. 在服用利尿剂期间,应注意补钾,除了服用药物氯化钾外,多食柑橘、橙子等均可起到补钾的作用。

(四)情志调护

通过家属和医生的关怀,消除患者精神上的焦虑与心理上的不安,保持精神乐观,心胸开阔,避免情志失度,树立战胜疾病的信心。

(五)中医适宜技术

1. 根据证型,口服中药治疗。

2. 雾化吸入:遵医嘱辨证施术,取麻黄、远志、葶苈子各 9g,丹参 12g,鱼腥草素 20mg,制成灭菌水溶液 20mL,采用超声雾化。也可使用雾化液一号(金银花、白芥子、苏子各 10g,水煎成 20mL)和雾化液二号(麻黄、生甘草各 2.5g,白果 5g,水煎成 15mL)同时使用。

3. 穴位贴敷:遵医嘱辨证施术,选取大椎、天枢穴,保留 4~6 小时,每周 2~3 次,一般在 7~9 月份治疗,此疗法为冬病夏治。治疗期间饮食宜清淡,注意保暖,穿宽松衣裤,如有皮肤发红痒感,应停止敷贴,及时与医生联系。

4. 中药贴敷:遵医嘱辨证施术,将桃仁、杏仁、栀子、胡椒各 10g,同捣为末,用鸡蛋清调成糊状,敷涌泉穴,用布条包扎,对治老年慢性支气管炎有效。

5. 穴位按摩:遵医嘱辨证施术,点按中府、膻中、天突、太渊等穴各 1~2 分钟,以感到酸麻为度;按揉定喘、风门、肺俞、厥阴俞各 1~2 分钟,以感到酸麻为度,用掌拍法拍打胸背部至背部发热,皮肤以发红为度;推按足太阳经背部经线,自上而下,反复 10~20 次。

(六)其他康复指导

1. 控制职业性环境污染,改善工作条件:对从事长时间接触粉尘、烟雾及有害气体的工作者,应严格做好劳动保护,尽量尽早查明并避免接触过敏因素,如花粉、粉尘、油漆等。

2. 重视生活调摄,起居寒温要适宜。注意保暖,预防感冒,保持空气流通,维持适宜温湿度。加强营养合理饮食,调和五味。饮食宜清淡,忌食肥甘油腻、辛辣甘甜之品,防止生痰生火,避免食用海膻发物。

3. 保持心情舒畅,避免不良情绪的影响;劳逸适当,防止过度疲劳。

4. 积极运动,适当地参加各种健身运动,如长跑、打太极拳、游泳等,注意劳逸结合。

(1)坚持每日进行呼吸操的锻炼,有利于肺功能的锻炼,增加肺活量,提高抵抗力。每日 2~3 次,每次 20~30 分钟,也可进行简单的呼吸锻炼,如深呼吸、腹式呼吸、缩唇呼吸等。

(2)呼吸操训练:取立位(可坐或仰卧),一只手放前胸,另一只手放腹部,进行腹式呼吸。吸气时挺腹,呼气时腹壁向内收缩,使腹壁的活动度尽量大。吸气与呼气的时间比为 1:2~1:3,做到深吸缓呼,吸气用鼻,呼气用口。

5. 坚持长期家庭氧疗:一般通过鼻导管吸氧,氧流量为 1~2L/min,持续时间>15h/d。使用过程要注意:用氧安全,吸氧导管定期更换;监测氧流量,避免随意调整;预防感染,氧疗装置定期更换、清洁和消毒。

6. 及时根治感冒、鼻炎、咽喉炎、慢性扁桃体炎等,以预防慢性支气管炎的发生。预防感冒和慢性支气管炎的急性发作,如出现呼吸困难、咳嗽、咳痰增多、黄痰、发热等症状,应及时就诊。

胃肠病证

第 1 节　肠痈(急性阑尾炎)

【疾病概述】

肠痈多因外邪侵袭,壅热肠腑;饮食不节,损及脾胃;饱食后暴急奔走或忧思恼怒,气机受阻等,导致肠腑传导失职,气血瘀滞,败血浊气壅遏,湿热积滞肠间,发生肠痈。如热毒过盛,则败肉腐败,化而为脓。

西医学中的急性阑尾炎是外科常见的急腹症之一。

一、证候特点

1. 湿热内蕴、气滞血瘀证:上腹部和脐周疼痛,转移至右下腹且痛处固定,呈持续隐痛,时有轻度阵发性加剧,局部压痛拒按,一般无反跳痛及腹肌紧张。伴轻度发热、恶心欲吐、嗳气纳呆、大便秘结、小便清或黄。苔腻,脉弦滑或稍数。治护原则:通里攻下,解毒行瘀。

2. 积热不散、肉腐成脓证:腹痛及右下腹压痛加剧,拒按,反跳痛明显,范围稍扩大,但仍局限于右下腹部,腹肌紧张加重,右下腹可扪及肿块。伴高热不退、恶心呕吐、纳呆、便秘或酸泻、小便短赤。舌苔黄腻而厚成黄燥,脉洪数或滑数。治护原则:通腑泄热,解毒透脓。

3. 阳明腑实、热盛伤津证:腹痛剧烈,扩展到全腹,腹肌紧张更甚,全腹压痛,反跳痛,拒按,腹胀。高热持续,时有谵语,恶心呕吐,大便次数增多,似痢不爽,臭秽,小便频数似淋;甚则腹部膨胀,转侧闻水声,时时汗出,身皮甲错,两目凹陷,口干而臭。舌质红,苔黄燥,脉细数。治护原则:通腑排脓,养阴清热。

二、中西医结合健康指导

(一)生活起居

1. 居室宜安静、整洁,空气清新,温湿度适宜。

2. 轻症者可适当活动,注意休息,避免劳累。出现腹膜炎时限制患者活动,采取有效半卧位。

3. 指导患者注意保暖,避免腹部受凉,根据气候变化及时增减衣服。

4. 指导患者养成良好的饮食卫生习惯,避免餐后剧烈运动。

(二)饮食指导

1. 饮食以质软、少渣、易消化、定时进食、少量、多餐为原则;宜细嚼、慢咽,减少对胃黏膜的刺激;忌食辛辣、肥甘、过咸、过酸、生冷之品,戒烟酒、浓茶、咖啡。

2. 术后肠蠕动恢复后即可进食,注意循序渐进,从流质、半流质、软食再到普食,忌暴饮暴食。

3. 脾胃虚弱、运化不畅时要注意饮食量不宜过多,要给予一些易消化、清淡的食物。

4. 恶心呕吐时忌食生冷食物,少食甜、酸之品。

5. 根据证型指导患者进行饮食调护。

(1)实热者多给予新鲜蔬菜、水果等,鼓励患者多吃粗纤维食物,利于通便、清肠热;热毒炽盛,呕吐频繁者,暂禁食。

(2)湿热者应多给予祛湿利水的食物,如冬瓜汤、西瓜汁,以利湿。

(三)用药指导

1. 未明确诊断前忌使用止痛剂,以免掩盖病情。

2. 中药以温服、频服为宜,温度为 37~43℃,为防止呕吐,服中药前可自行按摩内关穴。

3. 如服用退热药,需多饮水,出汗后注意保温,及时更换衣服。

4. 注意观察用药后腹痛是否减轻,体温是否下降。

5. 服用攻下药后应注意大便情况,排便次数增多,注意肛周皮肤清洁。

6. 泻下太过者应报告医师处理,并鼓励患者多饮水。

7. 出现腹膜炎或阑尾包块者一般给予中药外敷消炎散治疗:用黄酒将消炎散调成糊状,均匀地敷于腹部,药膏厚 0.5cm,外敷范围应大于脓肿 1cm 为宜,敷药过程中应注意观察周围皮肤有无过敏反应,保持药膏固定,以防脱落。

(四)情志调护

1. 保持患者情绪稳定,情志畅达,避免忧郁烦恼,积极配合治疗。

2. 鼓励家属多陪伴患者,给予患者心理支持,减少对手术的恐惧。

3. 针对患者忧思恼怒、恐惧紧张等不良情志,指导患者用移情相制法,转移其注意力,淡化甚至消除不良情绪。

4. 针对患者焦虑或抑郁的情绪变化,可采用暗示疗法或顺情从欲法。

(五)其他康复指导

1. 慎起居,防外感,舒情志,劳逸有度,饮食有节。

2. 对于手术中发现有较重的腹膜炎的患者,由于以后有可能产生粘连性肠梗阻,嘱其半年内不吃或少吃易引起腹胀的食物,如豆制品、红薯等。

3. 阑尾周围脓肿者,告知患者 3 个月后炎症控制再住院行手术治疗。

4. 指导患者有序进行八段锦、太极拳锻炼,避免饭后剧烈运动。

5.自我监测,发生腹痛或不适时及时就诊。

第2节 肠结(急性肠梗阻)

【疾病概述】

肠结是因饮食不节、劳逸失调、情志不畅等而使肠道气血瘀结、通降失调所致。其以腹痛、呕吐、腹胀、便闭、无排气等为主要临床表现,病位在肠,属中医"积聚病""关格""结证"范畴。

西医学中凡肠内容物不能正常运行或通过发生障碍时称为肠梗阻,是一种常见的外科急腹症。

一、证候特点

1. 气机壅滞证:腹胀如鼓,腹中转气,腹痛时作时止,痛无定处,恶心,呕吐,无矢气,便闭。舌淡,苔薄白,脉弦紧。治护原则:行气导滞,理气通便。

2. 实热内结证:腹胀,腹痛拒按,口干口臭,大便秘结,或有身热,烦渴引饮,小便短赤。舌红,苔黄腻或燥,脉滑数。治护原则:泄热导泻,通里攻下。

3. 脉络瘀阻证:发病突然,腹痛拒按,痛无休止,痛位不移,腹胀如鼓,腹中转气停止,无矢气,便闭。舌红有瘀斑,苔黄,脉弦涩。治护原则:活血化瘀,行气通便。

4. 气阴两虚证:腹部胀满,疼痛,忽急忽缓,喜温喜按,恶心,呕吐,大便不通,乏力,面白无华,或有潮热盗汗。舌淡或红,苔白,脉细弱或细数。治护原则:益气养阴,润肠通便。

二、中西医结合健康指导

(一)生活起居

1. 居室安静、整洁,空气清新,温湿度适宜。

2. 生活规律,劳逸结合,适当运动,保证睡眠,急性发作时宜卧床休息。

3. 指导患者慎起居,适寒温,畅情志,避免恼怒、抑郁。

4. 指导患者养成良好的饮食卫生习惯,制订推荐食谱,改变以往不合理的饮食结构,避免暴饮暴食,饭后忌剧烈活动。

(二)饮食指导

1. 梗阻未缓解时需禁食水,给予完全胃肠外营养。若梗阻缓解,患者腹痛、腹胀消失,有排气、排便,可进流质饮食,以后逐渐改为普食。

2. 饮食以质软、少渣、易消化、定时进食、少量多餐为原则;忌食辛辣、肥甘、过咸、过酸、生冷食品,戒烟酒、浓茶、咖啡;反复发生粘连性肠梗阻的患者少食粗纤维食物。

3. 进食宜细嚼、慢咽,减少食物对胃黏膜的刺激。

4. 根据食滞轻重控制饮食,避免进食过饱。

(三)用药指导

1. 遵医嘱补充液体,纠正水、电解质紊乱和酸碱平衡,合理安排输液顺序和速度。

2. 中药汤剂宜温频服,若使用胃管注入,应分次注入,注入后闭管 1~2 小时。

3. 中药灌肠时,肛管插入深度不少于 20cm,压力不宜过高,一般低于 30cm H_2O,采取边灌边退法,使药液能够均匀地分布于肠管内,利于药液吸收,提高灌肠效果。

4. 攻下治疗后出现频繁排便者,注意保持肛周皮肤清洁。

5. 为防止给药后恶心、呕吐,指导患者学会深呼吸以减轻恶心症状,或服药前自行按摩内关穴。

(四)情志调护

1. 护理人员多与患者沟通,了解其心理状态,保持心情舒畅,避免郁怒、悲伤等情志刺激。

2. 针对患者忧思恼怒、恐惧紧张等不良情绪,指导患者采用移情相制疗法,转移其注意力,淡化、甚至消除不良情绪。

3. 针对患者焦虑或抑郁的情绪变化,可采用暗示疗法或顺情从欲法。

4. 鼓励家属多陪伴患者,给予患者心理支持。

5. 鼓励患者间多沟通交流疾病防治经验,提高认识,增强治疗信心。

(五)中医适宜技术

1. 耳穴贴压

(1)目的:疏通经络,调节脏腑气血,以达到防病治病的目的。

(2)原理:采用王不留行籽、莱菔子等丸状物贴压于耳郭上的穴位或反应点,通过其疏通经络,改善症状。

(3)遵医嘱辨证施术,如胃脘疼痛者可取穴脾、胃、交感、神门、肝胆等。纳呆者可取穴脾、胃、肝、小肠、心、交感等。便秘者可取穴大肠、直肠、脾、皮质下、便秘点等。

2. 穴位按摩

(1)目的:疏通经络,达到防病治病、强身健体的目的。

(2)原理:在中医基本理论指导下,运用手法作用于人体穴位。通过局部刺激,可疏通经络,提高机体抗病能力,从而起到防病治病、强身健体的作用。

(3)遵医嘱辨证施术,胃脘疼痛者可取穴气海、中脘、胃俞、合谷、足三里等。纳呆者可取穴足三里、脾俞、胃俞、中脘、阳陵泉等。恶心、呕吐者可取穴合谷、中脘等。

(六)其他康复指导

1. 起居规律,适当地进行体育锻炼,如散步、打太极拳、八段锦等,避免剧烈运动和突然改变体位,以减少因肠扭转、肠套叠引起的肠梗阻。

2. 养成良好的排便习惯,保持大便通畅,可顺时针进行腹部按摩,每次 15~20 分钟,每日 2~3 次,可有助排便,也可自行按摩足三里、中脘、天枢等穴,促进胃肠蠕动。

3. 保持患者情绪稳定,态度乐观,指导患者采用有效的情志转移方法,如深呼吸、全身肌肉放松、听音乐等,缓解紧张情绪。

4. 如果再次出现腹痛、腹胀、呕吐、停止排气排便等不适,要及时就医。

第 3 节　胃疡(消化性溃疡)

【疾病概述】

　　胃疡常因情志抑郁,饮食不节,或外邪侵扰,药物刺激等,使脾胃失健、胃络受损而出现溃疡。病位在胃,亦涉及肝、脾。其以经常性胃脘疼痛为主要临床表现。

　　西医学中的胃溃疡、十二指肠溃疡、多发复合性溃疡均有此现象。

一、证候特点

　　1. 肝胃不和证:胃脘胀痛,窜及两胁,善太息,遇情志不遂则胃痛加重,嗳气频繁,口苦,性急易怒,嘈杂吞酸。舌质淡红,苔薄白或薄黄。治护原则:以疏肝理气为主。

　　2. 脾胃气虚证:胃脘隐痛,腹胀纳少,食后尤甚,大便溏薄,肢体倦怠,少气懒言,面色萎黄,消瘦。舌淡,苔白。治护原则:以健脾益气为主。

　　3. 脾胃虚寒证:胃脘隐痛,喜暖喜按,空腹痛重,得食痛减,纳呆食少,畏寒肢冷,头晕或肢倦,泛吐清水,腹泻便溏。舌体胖,边有齿痕,苔薄白。治护原则:以温中健脾为主。

　　4. 肝胃郁热证:胃脘痛势急迫,有灼热感,口干口苦,吞酸嘈杂,烦躁易怒,便秘,喜冷饮。舌质红,苔黄或腐或腻。治护原则:以疏肝泄热为主。

　　5. 胃阴不足证:胃脘隐痛或灼痛,似饥而不欲食,口干而不欲饮,纳呆干呕,失眠多梦,手足心热,大便干燥。舌红少津,有裂纹,少苔、无苔或剥脱苔。治护原则:以养阴益胃为主。

二、中西医结合健康指导

(一)生活起居

1. 居室安静、整洁,空气清新、无异味。
2. 生活规律,劳逸结合。
3. 急性发作时宜卧床休息。
4. 指导患者注意保暖,避免腹部受凉,根据气候变化及时增减衣服。
5. 观察患者大便颜色、性状及有无出血情况。

(二)饮食指导

指导患者饮食规律,饮食宜细软、易消化,避免过热、过冷、油炸、辛辣等刺激性食物和饮料,戒烟酒。溃疡活动期要少量进食,不宜过饱。若合并上消化道出血、消化道梗阻、穿孔时,应禁食。

1. 肝胃不和证:宜食疏肝理气的食品,如佛手、山楂、山药、萝卜、生姜等。忌食壅阻气机的食物,如豆类、红薯、南瓜等。食疗方:山药粥、萝卜汤。

2. 脾胃气虚证:宜食补中健胃的食品,如大枣、白扁豆、山药。食疗方:大枣山药粥。

3. 脾胃虚寒证:宜食温中健脾的食品,如桂圆、大枣、生姜、羊肉等。食疗方:姜汁羊肉汤。

4. 肝胃郁热证:宜食疏肝清热的食品,如薏米、莲子、菊花等。食疗方:薏米莲子粥。

5. 胃阴不足证:宜食健脾和胃的食品,如蛋类、莲子、山药、白扁豆、百合、大枣、薏米、枸杞等。食疗方:山药百合大枣粥。

(三)用药指导

1. 常用西药

(1)H_2受体拮抗剂(替丁类)

禁忌证:孕妇、哺乳期妇女、小儿、肝肾功能损害者。

不良反应:头痛、头晕、乏力、恶心、呕吐、腹泻。

(2)质子泵抑制药(拉唑类)

禁忌证:孕妇、哺乳期妇女、小儿、肝肾功能损害者。

不良反应:头痛、失眠、嗜睡、恶心、腹泻。

(3)抗 M 胆碱药(西平类)

禁忌证:孕妇禁用;青光眼、前列腺增生、心血管疾病患者及儿童和哺乳期妇女慎用。

不良反应:口干、心悸、面部潮红、恶心、呕吐、便秘、腹泻、排尿减少。

2. 常用口服中成药

(1)气滞胃痛颗粒

用法用量:开水冲服,一次 5g,一日 3 次。

注意事项:饮食宜清淡,忌酒及辛辣、生冷、油腻食物,糖尿病患者及有高血压、心脏病、肝病、肾病等慢性疾病严重者应在医生指导下服用,孕妇慎用。

(2)安胃疡胶囊

用法用量:口服,一次 2 粒,一日 4 次(三餐后和睡前)。

注意事项:饮食宜清淡,忌酒及辛辣、生冷、油腻食物。

(3)复方鳖甲软肝片

用法用量:口服,一次 4 片,一日 3 次。

注意事项:

1)孕妇禁用。

2)脾胃虚寒证汤剂宜热服,对有特殊治疗需要者应遵医嘱服用。

3)避免服用止痛药,尤其是非甾体类抗炎药物,以免掩盖病情及加重对胃黏膜的损害。避免服用对胃肠有刺激的药物,如解热镇痛药等。

(四)情志调护

1. 应多与患者沟通,了解其心理状态,指导其保持乐观情绪,规律生活,避免过度紧张与劳累。

2. 针对患者忧思恼怒、恐惧紧张等不良情绪,应指导其采用移情相制疗法,转移其注意力,淡化甚至消除不良情绪。针对患者焦虑或抑郁的情绪变化,可采用暗示疗法或顺情从欲法,如精神放松、呼吸控制训练等,提高患者的自我调控能力。

3. 鼓励家属多陪伴患者,给予患者心理支持。

4. 鼓励患者间多沟通交流疾病的防治经验,提高认识,增强治疗信心。

5. 指导患者掌握控制疼痛的简单方法,减轻身体痛苦和精神压力。

(五)中医适宜技术

1. 穴位贴敷

(1)目的:达到活血化瘀、消肿定痛、行气消痞、健脾和胃的目的。

(2)原理:将药物制成一定剂型,贴敷到人体穴位,通过刺激穴位,激发精气,从而起到通经活络、缓解疼痛的作用。

(3)在经络学说的指导下选取适当的穴位进行贴敷治疗。近部取穴:隐痛取穴中脘、建里、神阙、关元等。胀痛取穴气海、天枢等。随症取穴:嗳气、反酸取穴足三里、天突、中脘、内关等。

2. 中药药熨法

(1)目的:根据所选用的药物和热熨部位不同,可发挥通经活络、温里散寒、祛风除湿、活血化瘀、消肿镇痛等功效,从而使机体恢复正常功能。

(2)原理:将药物或其他物品加热后(白酒或食醋等)在人体局部或一定穴位适时来回移动或回旋运转,利用温热之力,将药性通过体表毛窍透入经络、血脉,从而起到温通经络、活血行气、散热止痛、祛瘀消肿等作用。

(3)胃脘疼痛可药熨胃脘部,药熨前嘱患者排空小便。

3. 穴位注射

(1)目的:解除或缓解各种急、慢性疾病的临床症状;通过其疏通经络,调节脏腑气血功能,以达到防病治病的目的。

(2)原理:将小剂量药物注入腧穴内,通过药物和穴位的双重作用,起到治疗疾病的作用。

(3)随症取穴,嗳气、反酸时,取穴足三里、内关等。

4. 艾灸

(1)目的:遵医嘱选择穴位,解除或缓解各种虚寒性病证的临床症状,达到温经通络、调和气血、消肿散结、祛湿散寒、回阳救逆等目的。

(2)原理:以艾绒为主要原料,制成艾柱或艾条等,在选定的穴位或病痛部位之上,通过艾的温热和药力作用刺激穴位或病痛部位,从而起到温经散寒、扶阳固脱、消瘀散结的作用。

(3)近部取穴,胃脘痛取穴中脘、神阙、气海、关元等。随症取穴,嗳气、反酸取穴肝俞、胃俞、足三里、中脘、神阙等。

5. 耳穴贴压

(1)目的:遵医嘱选择穴位,解除或缓解各种急、慢性疾病的临床症状。通过其疏通经络,调整脏腑气血功能,达到防病治病的目的。

(2)原理:采用王不留行籽、莱菔子等丸状物贴压于耳郭上的穴位或反应点,通过其疏通经络,从而防治疾病、改善症状。

(3)遵医嘱辨证施术,根据病情需要选择耳穴。按相应部位取穴,当机体患病时,在耳郭的相应部位上有一定的敏感点,它便是本病的首选穴位。胃脘疼痛取穴脾、胃、交感、神门、肝胆等。纳呆取穴脾、胃、肝、小肠、心、交感等。

6. 穴位按摩

(1)目的:疏通经络,从而达到缓解疼痛的目的。

(2)原理:在中医基本理论指导下,运用手法作用于人体穴位。通过局部刺激,可疏通经络,起到防病治病、强身健体的作用。

(3)胃脘痛时,近部取穴中脘、气海、胃俞;远部取穴合谷、足三里等。随症取穴:嗳气、反酸时,取穴足三里、合谷、天突、中脘、内关等。纳呆时,取穴足三里、内关、丰隆、合谷、中脘等。

7. 拔罐

(1)目的:调节机体功能,达到温经通络、祛湿逐寒、行气活血、止痛消肿的目的。

(2)原理:以罐为工具,利用燃烧、抽吸、蒸汽等方法形成罐内负压,使罐吸附于腧穴或相应体表部位,使局部皮肤充血或瘀血,从而起到温通经络、祛风散寒、消肿止痛、吸毒排脓等防治疾病的作用。

(3)近部取穴:胃脘痛时,取穴脾俞、胃俞、肾俞、肝俞等。

(六)其他康复指导

1. 可适当进行"八段锦""六字诀"等锻炼。

2. 介绍疾病相关知识,指导其按疗程服药,定期复查。

第4节　吐酸病（胃食管反流病）

【疾病概述】

　　吐酸病主因肝郁化热、横逆犯胃、脾胃虚寒所致。以胃中酸水上泛为主要临床表现，可单独出现，但常与胃痛兼见，常伴有嗳气、打嗝、嘈杂等。

一、证候特点

　　1. 肝胃郁热证：胃灼热，反酸，胸骨后灼痛，胃脘灼痛，脘腹胀满，嗳气反流，心烦易怒，嘈杂易饥。舌红，苔黄。治护原则：以疏肝泄热、和胃降逆为主。

　　2. 胆热犯胃证：口苦咽干，胃灼热，脘胁胀痛，胸痛背痛，反酸，嗳气反流，心烦失眠，嘈杂易饥。舌红，苔黄腻。治护原则：以清化胆热、降气和胃为主。

　　3. 中虚气逆证：反酸或泛吐清水，嗳气反流，胃脘隐痛，胃痞胀满，食欲不振，神疲乏力，大便溏薄。舌淡，苔薄。治护原则：以健脾和胃、疏肝降逆为主。

　　4. 气郁痰阻证：咽喉不适如有痰梗，胸膺不适，嗳气反流，吞咽困难，声音嘶哑，半夜呛咳。舌苔白腻。治护原则：以开郁化痰、降气和胃为主。

　　5. 瘀血阻络证：胸骨后灼痛或刺痛，后背痛，呕血或黑便，胃灼热，反酸，嗳气，胃脘隐痛。舌质紫暗或有瘀斑。治护原则：以活血化瘀、行气通络为主。

二、中西医结合健康指导

(一)生活起居

　　1. 季节变化时注意胃区保暖，避免受凉。

　　2. 由于反流易发生在夜间，睡眠时应抬高床头30°。

　　3. 餐后：宜取直立位或餐后0.5~1.5小时后散步，运动时间为30~40分钟，以身体发热、微汗、不感到疲劳为宜。

　　4. 睡前：不进食，晚餐与入睡的间隔不少于3小时；腹部按摩，取仰卧位双腿屈曲,用右手的掌心在腹部按顺时针方向做绕圈按摩,也可从上腹部往下腹部缓缓按摩,每天进行 3~4 次,每次 5~10 分钟。

(二)饮食指导

1. 肝胃郁热证:宜食疏肝解郁、和胃清热的食物,如金橘根、猪肚;肝气犯胃者宜食理气降气的食品,如萝卜、佛手、生姜等。

2. 胆热犯胃证:宜食疏肝利胆、清热和胃的食物,如猕猴桃、甘蔗(不宜空腹食用)、白菜、蚌肉、生姜等。

3. 中虚气逆证:宜食补中益气、健脾和胃的食物,如粳米、莲藕、香菇、山药、猪肚、莲子等。

4. 气郁痰阻证:宜食理气止郁、健脾化痰的食物,如扁豆、佛手、萝卜等。

5. 瘀血阻络证:宜食活血化瘀、理气通络的食物,如莲藕、丝瓜等。

6. 胃灼热反酸的患者忌食生冷之品,少食甜、酸之品,戒烟酒、浓茶、浓咖啡、韭菜、茴香等,不宜过饱或过量饮水;胸骨后灼痛的患者忌食过热、过烫的食物以免损伤食管黏膜,忌食辛辣、肥甘、煎炸之品,戒烟酒;胃脘胀满的患者宜少量多餐,控制饮食摄入量,可进少量清淡、易消化流食。

7. 烹调方法:食物应切细煮软,烹调以烧、蒸、煮等软性烹调为主,忌食煎、炸、熏烤及腌制食品。

(三)用药指导

1. 常用西药

(1)H_2 受体拮抗剂(替丁类)

禁忌证:孕妇、哺乳期妇女、小儿、肝肾功能损害者。

不良反应:头痛、头晕、乏力、恶心、呕吐、腹泻。

(2)质子泵抑制药(拉唑类)

禁忌证:孕妇、哺乳期妇女、小儿、肝肾功能损害者。

不良反应:头痛、失眠、嗜睡、恶心、腹泻。

(3)抗 M 胆碱药(西平类)

禁忌证:孕妇禁用;青光眼、前列腺增生、心血管疾病患者及儿童和哺乳期妇女慎用。

不良反应:口干、心悸、面部潮红、恶心、呕吐、便秘、腹泻、排尿减少。

2. 常用口服中成药

(1)气滞胃痛颗粒

用法用量:开水冲服,一次 5g,一日 3 次。

注意事项:饮食宜清淡,忌酒及辛辣、生冷、油腻食物,糖尿病患者及有高血压、心脏病、肝病、肾病等慢性疾病严重者应在医生指导下服用,孕妇慎用。

(2)安胃疡胶囊

用法用量:口服,一次 2 粒,一日 4 次(三餐后和睡前)。

注意事项:饮食宜清淡,忌酒及辛辣、生冷、油腻食物。

(3)复方鳖甲软肝片

用法用量:口服,一次 4 片,一日 3 次。

注意事项:

1)孕妇禁用。

2)中药以餐后少量频服为宜。

3)抗酸药应在饭后 1 小时和睡前服用。

4)胃黏膜保护剂宜餐前 30 分钟服用,服药后不宜饮水。

(四)情志调护

1. 了解患者心理状态,指导患者避免忧思恼怒情绪,保持乐观情绪。鼓励家属多陪伴患者,给予患者心理支持。针对患者不良情绪,指导采用移情相制疗法,转移其注意力,淡化、消除不良情志;针对患者焦虑或抑郁的情绪变化,可采用暗示疗法,如言语暗示、药物暗示、情境暗示等,解除患者心理上的压力和负担。

2. 鼓励患者间沟通,交流疾病防治经验,提高患者对疾病的认识,增强治疗信心。

(五)中医适宜技术

1. 穴位贴敷

(1)目的:达到活血化瘀、消肿定痛、行气消痞、健脾和胃的目的。

(2)原理:将药物制成一定剂型,贴敷到人体穴位,通过刺激穴位,激发精气,从而起到通经活络、清热解毒、活血化瘀、消肿止痛、行气消痞的作用。

(3)遵医嘱辨证施术,近部取穴:胃灼热、反酸、嘈杂时,取穴天枢、中脘、膈俞、天突等。嗳气、胃脘胀满时,取穴中脘、天枢、胃俞等。

2. 穴位注射

(1)目的:解除或缓解各种急、慢性疾病的临床症状;通过其疏通经络,调节脏腑气血功能,以达到防病治病的目的。

(2)原理:将小剂量药物注入腧穴内,通过药物和穴位的双重作用,起到治疗疾病的作用。

(3)遵医嘱辨证施术,随症取穴:胃灼热、反酸、嘈杂、嗳气、胃脘胀满时,取穴足三里、合谷等。

3. 艾灸

(1)目的:遵医嘱选择穴位,解除或缓解各种虚寒性病证的临床症状,达到温经通络、调和气血、消肿散结、祛湿散寒、回阳救逆等目的。

(2)原理:以艾绒为主要原料,制成艾柱或艾条等,在选定的穴位或病痛部位之上,通过艾的温热和药力作用刺激穴位或病痛部位,从而起到温经散寒、扶阳固脱、消瘀散结的作用。

(3)遵医嘱辨证施术,近部取穴:胃灼热、反酸、嘈杂时,取穴神阙、中脘、天枢等。随症取穴,胸骨后灼痛时,取穴中脘、气海、关元、足三里等。

4. 耳穴贴压

(1)目的:遵医嘱选择穴位,解除或缓解各种急、慢性疾病的临床症状。通过其疏通经络,调节脏腑气血功能,以达到防病治病的目的。

(2)原理:采用王不留行籽、莱菔子等丸状物贴压于耳郭上的穴位或反应点,通过其疏通经络,从而防治疾病、改善症状。

(3)遵医嘱辨证施术,根据病情需要选择耳穴。按相应部位取穴,当机体患病时,在耳郭的相应部位上有一定的敏感点,它便是本病的首选穴位。胃灼热、反酸、嘈杂时,取穴脾、胃、神门等。嗳气、胃脘胀满时,取穴脾、胃、神门、肝胆等。

5. 穴位按摩

(1)目的:疏通经络,调动机体抗病能力,从而达到防病治病、强身健体目的。

(2)原理:在中医基本理论指导下,运用手法作用于人体穴位。通过局部刺激,可疏通经络,起到防病治病、强身健体的作用。

(3)胃灼热、反酸、嘈杂时,随症取穴内关、胃俞、合谷、膈俞等。胸骨后灼痛时,近部取穴膻中、中脘、胃俞等。嗳气、胃脘胀满时,随症取穴中脘、天枢、气海、内关、合谷、足三里等。

(六)其他康复指导

1. 可适当进行"八段锦""六字诀""气功"等健身运动。

2. 定期复诊,如出现反酸、胃脘部疼痛加剧等症状,应及时就诊。

肝胆胰病证

第1节　肝硬化(积聚)

【疾病概述】

　　积聚是因情志失调、饮食伤脾、感受外邪、病后体虚,或黄疸、疟疾等经久不愈,脏腑失和,以致气滞、血瘀、痰凝于腹内,日久结为积块而成。病位在肝、脾。以腹腔内有可触及、有形之包块为主要临床表现。

　　西医学中,凡多种原因引起的肝脾大、增生型肠结核、腹腔肿瘤等均有"积"的现象;胃肠功能紊乱、不完全性肠梗阻等原因所致的包块,则与"聚"关系密切。

一、证候特点

1. 湿热内阻证:皮目黄染,黄色鲜明,恶心或呕吐,口干、口苦或口臭,胁肋灼痛,或纳呆,或腹胀,小便黄赤,大便秘结或黏滞不畅。舌苔黄腻。治护原则:清热利湿。

2. 肝脾血瘀证:胁痛如刺,痛处不移,朱砂掌或蜘蛛痣,或毛细血管扩张,胁下积块,胁肋久痛,面色晦暗。舌质紫暗或有瘀斑、瘀点。治护原则:活血软坚。

3. 肝郁脾虚证:胁肋胀痛或窜痛,急躁易怒,喜太息,口干口苦,或咽部有异物感,食欲缺乏或食后胃脘胀满,腹胀,嗳气,乳房胀痛或有结块,便溏。舌质淡红,苔薄黄或薄白。治护原则:疏肝理气健脾。

4. 脾虚湿盛证:食欲缺乏或食后胃脘胀满,便溏或黏滞不爽,腹胀,气短,乏力,恶心或呕吐,自汗,口淡不欲饮,面色萎黄。舌质淡或齿痕多,苔薄白或腻。治护原则:健脾利湿。

5. 肝肾阴虚证:腰痛或腰膝酸软,眼干涩,五心烦热或低热,耳鸣,耳聋,头晕,眼花,胁肋隐痛,劳累加重,口干咽燥,小便黄赤,大便秘结。舌红少苔。治护原则:滋养肝肾。

6. 脾肾阳虚证:五更泄泻,腰痛或腰酸腿软,阳痿,早泄,耳鸣,耳聋,形寒肢冷,小便清长或夜尿频数。舌质淡胖,苔润。治护原则:健脾温肾。

二、中西医结合健康指导

(一)生活起居

1. 保持病室整洁、空气清新,起居有常,避免劳累,保证充足睡眠。
2. 积极治疗原发疾病,戒酒,纠正不良生活习惯。
3. 在医生指导下用药,避免加重肝脏负担或造成肝功能损伤。

(二)饮食指导

宜食清淡、易消化、低脂、半流质的食物,忌食山芋、土豆等易胀气的食物,勿暴饮暴食,忌食生冷、辛辣、煎炸油腻、粗硬的食物,禁烟酒;并发肝性脑病者予低蛋白饮食,禁食动物蛋白;长期使用排钾利尿剂者,宜摄入含钾高的食物,如柑橘、蘑菇等。

1. 湿热内阻证:饮食宜偏凉,宜食清热利湿的食物,如西瓜、梨、番茄、莲藕、冬瓜、苦瓜、黄瓜、薏米、绿豆、赤小豆、鲤鱼等。
2. 肝脾血瘀证:饮食宜稀软,宜食理气活血化瘀的食物,如金橘、柚子、橙子、扁豆、萝卜、山楂等。
3. 肝郁脾虚证:宜食疏肝健脾的食物,如山楂、山药、扁豆、黑鱼、黑豆、莲藕等。
4. 脾虚湿盛证:宜食健脾利湿的食物,如红枣、山药、莲子、薏米、甘薯、鲤鱼、鲫鱼、赤小豆等。
5. 肝肾阴虚证:宜食滋补肝肾的食物,如百合、枸杞子、栗子、木耳、鸭肉、甲鱼、瘦肉等。
6. 脾肾阳虚证:宜食温补脾肾的食物,如韭菜、胡桃、山药、羊肉、牛肉、鸡肉等。

(三)用药指导

1. 内服中药

(1)合并食管静脉曲张者中药汤剂宜温服。

(2)脾虚湿盛者中药汤剂宜浓煎,少量频服;湿热内阻者中药宜温服。

2. 注射用药

(1)用药前认真询问患者药物过敏史。

(2)按照药品说明书推荐的调配要求、给药速度予以配置及给药。

(3)中药注射剂应单独使用,现配现用,严禁混合配伍。

(4)中西注射剂联用时,应将中西药分开使用,前后使用间隔液。

(5)除有特殊说明,不宜两种或两种以上药物同时共用一条静脉通路。

(6)密切观察用药反应,尤其对老人、儿童、肝肾功能异常等特殊人群和初次使用中药注射剂的患者尤应加强巡视和监测,如出现异常,应立即停药,报告医生并协助处理。

(7)如发生过敏反应,应立即停药,更换输液管路,通知医生;封存发生不良反应的药液及管路,按要求送检;做好过敏标识,明确告知患者及家属,避免再次用药;在过敏反应治疗期间,应指导患者饮食清淡,禁食鱼腥、牛羊肉等发物。

(四)情志调护

1. 对于焦虑的患者,宜加强健康教育,针对病情进行适当的解释,使患者和家属对疾病有正确的认识,不思少虑,防止思多伤脾。

2. 对于恐惧或急躁易怒的患者,加强与患者沟通,并介绍成功病例,以增强患者对治疗的信心;向患者说明疾病和情志的关系,鼓励患者积极面对疾病,提高患者治疗的依从性;采用移情易性、宁心静志疗法,以疏导情志,稳定情绪。

3. 对于情绪低落或悲观失望的患者,鼓励患者积极参与社会活动,多与家人、同事、朋友沟通,建立良好的人际关系,争取获得社会认可,以利康复。

4. 病情稳定时,鼓励患者进行适当的健身锻炼,如气功、太极拳、八段锦、五禽戏等。

(五)中医适宜技术

1. 穴位贴敷

(1)目的:活血化瘀,消肿止痛,行气消癥,健脾和胃。

(2)原理:将药物制成一定剂型,敷贴到人体穴位,通过刺激穴位,激发精气,从而起到通经活络、清热解毒、活血化瘀、消肿止痛、行气消痞、扶正强身的作用。

(3)遵医嘱辨证施术,胁痛取穴肝俞、章门、阳陵泉等;腹胀取穴神阙。

2. 中药保留灌肠

(1)目的:通过通利大便排出毒素。

(2)原理:将一定量的中药液,灌入直肠或结肠内,通过黏膜的吸收和物质的交换,通里攻下,清热解毒,行气活血以达到治疗的一种方法。其方法简便,吸收迅速,作用较快,还可以避免某些药物对胃黏膜的不良刺激。

(3)遵医辨证施术,适用于腹胀、黄疸等症状。出现黄疸症状时遵医嘱给予中药全结肠灌洗。

3. 中药离子导入

(1)目的:通经活络,清热解毒,活血化瘀,消肿止痛。

(2)原理:是利用中频电疗仪的导向按摩,促进皮肤电阻下降,扩张小动脉和毛细血管,改善局部血液循环,具有消炎、消肿、止痛、疏通经络、松解黏连、调节和改善局部循环的作用。

(3)遵医嘱辨证施术。胁痛症状,遵医嘱局部中药离子导入。

4. 耳穴贴压

(1)目的:遵医嘱选择穴位,解除或缓解各种急、慢性疾病的临床症状。通过其疏通经络,调节脏腑气血功能,以达到防病治病的目的。

(2)原理:采用王不留行籽、莱菔子等丸状物贴压于耳郭上的穴位或反应点,通过其疏通经络,调节脏腑气血功能,促进身体的阴阳平衡,从而防治疾病、改善症状。

(3)按相应部位取穴当身体患病时,在耳郭的相应部位上有一定的敏感点,它便是本病的首选穴位。腹胀取穴肝、胃、大肠等。

5. 艾灸

(1)目的:遵医嘱选择穴位,解除或缓解各种虚寒性病证的临床症状。通过运用温经通络、调和气血、消肿散结、祛湿散寒、回阳救逆等法,从而达到防病治病、强身健体的目的。

(2)原理:以艾绒为主要原料,制成艾柱或艾条等,在选定的穴位或疼痛部位之上,通过艾的温热和药力作用刺激穴位或疼痛部位,从而起到温经散寒、扶阳固脱、消瘀散结、防治疾病的作用。

(3)随症取穴,腹胀取穴足三里、中脘、天枢等。纳呆取穴脾俞、中脘、足三里等。湿热内阻、肝肾阴虚发热者忌用此种方法。

6. 穴位按摩

(1)目的:疏通经络,调动机体抗病能力,从而达到防病治病、强身健体的目的。

(2)原理:在中医基本理论指导下,运用手法作用于人体穴位。通过局部刺激,可疏通经络,调动身体抗病能力,从而起到防病治病、强身健体的作用。

(3)随症取穴,纳呆取穴足三里、脾俞、中脘等。

7. 中药熏洗

(1)目的:以达到温经通络、活血止痛、祛风除湿、杀虫止痒、消肿祛瘀等目的。

(2)原理:根据辨证选用一定的方药,将药物煎汤后,趁热进行全身或局部的熏蒸、浸泡、淋湿、湿敷,通过热力的共同作用,从而起到温通经络、活血止痛、祛风除湿、杀虫止痒、消肿祛痰等作用。

(3)遵医嘱辨证施术,适用于黄疸症状。

8. 中药药熨法

(1)目的:根据所选用的药物和热熨部位不同,可发挥通经活络、温里散寒、祛风除湿、疏达气机、活血化瘀、消肿镇痛等功效,从而使身体恢复正常功能。

(2)原理:将药物或其他物品加热后(白酒或食醋等)在人体局部或一定穴位,适时来回移动或回旋运转,利用温热之力,将药性通过体表毛窍透入经络、血脉,从而起到温通经络、活血行气、散热止痛、祛瘀消肿等的作用。

(3)遵医嘱辨证施术,适用于胁痛、腹胀症状。湿热内阻证不宜此法。

(六)其他康复指导

当病情稳定时,宜适当进行有氧锻炼,如太极拳、八段锦、五禽戏等健身运动。定期复查,如出现黄疸、结节、腹痛、呕吐等症状,应及时就医。

第2节　胆胀(急性胆囊炎、胆管炎)

【疾病概述】

　　胆胀是指胆腑气郁,胆失通降所引起的以右胁胀痛为主要临床表现的一种疾病。胆胀为肝胆系病证中常见的疾病。本病以右胁胀痛为主,也可兼有刺痛、灼热痛,久病者也可表现为隐痛,常伴有脘腹胀满,恶心口苦,嗳气,善太息等胆胃气逆之症,病情重者可伴往来寒热,呕吐,右胁剧烈胀痛,痛引肩背等症状。

西医学中的急性胆囊炎、胆管炎、胆石症等均有此现象。

一、证候特点

1. 肝胆郁滞证:右胁胀满疼痛,痛引右肩,遇怒加重,胸闷脘胀,善太息,嗳气频作,吞酸嗳腐。苔白腻,脉弦大。治护原则:利胆疏肝,理气通降。

2. 肝胆湿热证:右胁胀满疼痛,胸闷纳呆,恶心呕吐,口苦心烦,大便黏滞,或见黄疸。舌红苔黄腻,脉弦滑。治护原则:清热利湿,疏肝利胆。

3. 气滞血瘀证:右胁刺痛较剧,痛有定处而拒按,面色晦暗,口干口苦。舌质紫暗或舌边有瘀斑,脉弦细涩。治护原则:疏肝理气,活血化瘀。

4. 肝郁脾虚证:右胁胀痛,倦怠乏力,情绪抑郁或烦躁易怒,腹胀,嗳气叹息,口苦,恶心呕吐,食少纳呆,大便稀溏或秘结。舌淡或暗,苔白,脉弦或细。治护原则:疏肝理气,健脾助运。

5. 胆腑郁热证:右胁灼热疼痛,绞痛、胀痛、钝痛或剧痛。疼痛放射至右肩胛,脘腹不舒,恶心呕吐,大便秘结,见黄疸或伴发热。舌质红,舌苔黄腻。治护原则:疏肝理气,清热利胆。

二、中西医结合健康指导

(一)生活起居

1. 居室安静、整洁、空气清新,适宜的温湿度。

2. 生活规律、劳逸结合,适当运动,保证睡眠。

3. 饭后不宜立即平卧,可适当运动,保持大便通畅,防止便秘。

4. 肥胖者要计划减肥,因为肥胖会促使胆固醇大量分泌,加重病情。

5. 注意保暖,预防感冒,根据气候变化及时增减衣服。

6. 注意观察腹痛的性质、部位、疼痛程度、舌苔、脉象及全身情况,如出现寒战高热、腹痛加剧、腹肌紧张及全身不适等应及时就医。

7. 急性发作时宜卧床休息,高热者应避风,及时更换衣服,用温水擦身,定时变换体位。

8. 皮肤巩膜黄疸的患者,可用温水擦浴,防止抓伤皮肤。

9. 术后保持有效的半卧位以利于引流。

10. 鼓励术后早期下床活动。术后第二天即可酌情下床活动,逐渐加大活动量,以促进排气排便,腹胀者可穴位贴敷足三里,此穴为保健穴,患者可经常按揉此穴,进行自我保健。

(二)饮食指导

患者饮食应做到"六要"和"五忌"。

1. "六要":一要注意饮食和饮水卫生,瓜果要先洗干净再吃。二要多吃些含维生素的食物,如绿色蔬菜、胡萝卜、西红柿、菠菜、白菜等,平时应多吃些香蕉、苹果等水果。三要用植物油炒菜,所吃的菜以炖、烩、蒸为主。四要常吃些瘦肉、鸡、鱼、核桃、黑木耳、海带、紫菜等。五要多吃些高纤维素的食物如糙米、玉米、蔬菜、香菇、木耳等。六要吃早餐,不可让空腹的时间太长。三餐时间要固定。

2. "五忌":一忌吃含胆固醇较高的食物,如动物心、肝、脑、肠以及蛋黄、松花蛋、鱼子及巧克力等。二忌吃含高脂肪食物,如肥油、猪油、油煎油炸食品。油多的糕点也不宜多吃,因为过多的脂肪会引起胆囊收缩,导致疼痛。三忌生冷食物,食用生冷食物,会促使胆汁大量分泌,而胆囊强烈的收缩又会引起胆囊发炎,局部绞痛等。四忌食辛辣刺激的调味品及酸味食物,如辣椒、辣椒油、五香粉、胡椒面、葡萄、橘子、山楂、苹果等。因为酸味食物,有着较强的收敛作用,它可使奥狄氏括约肌收缩,从而加重患者的胆汁淤积状态,使病情加重。五忌烟、酒、咖啡等,这些带有刺激性的食物可使胃酸过多,胆囊剧烈收缩而导致胆道口括约肌痉挛、胆汁排出困难,从而诱发胆绞痛。

3. 此外,还可依据证候调整饮食。

(1)肝胆郁滞证:宜食疏肝利胆的食物,如苦瓜、芹菜、白菜、丝瓜等,忌食壅阻气机的食物,如豆类、红薯、南瓜等。

(2)肝胆湿热证:宜食清热利湿的食物,如薏米、黄瓜、芹菜、冬瓜等。

(3)气滞血瘀证:宜食疏肝理气、活血祛瘀的食物,如山楂、大枣等。

(4)肝郁脾虚证:宜食疏肝健脾的食物,如莲藕、山药等。

(5)胆腑郁热证:宜食清热泻火的食物,如冬瓜、苦瓜、菊花泡茶饮等。

4. 中医食疗、药膳调理。

(1)玉米须茶:清热利胆、预防胆道结石。

(2)萝卜芥菜汁:不仅能清热止咳化痰,而且利胆消炎。

(3)茉瑰粥:疏肝和胃,理气活络,可预防胆结石、肝胃不和、脘胁不适、疼痛、食欲不振、厌油腻。

(三)用药指导

1. 肝郁脾虚证中药宜温服,恶心呕吐者宜浓煎频服,湿热证者宜凉服。

2. 为防止服药呕吐,可在服药前按摩双侧内关穴。

3. 服用含有大黄成分的中成药后,要注意观察大便的次数及性质,尤其关注年老体弱的患者。

(四)情志调护

1. 该病的产生和发作是以胆郁气结、湿热蕴结肝胆为病理因素。故应维持良好的心理状态,保持乐观情绪。

2. 患者情志舒畅可清肝利胆,指导患者克服不利因素及急躁情绪,可采用移情相制疗法,转移其注意力。针对患者焦虑或抑郁的情绪变化,可采用暗示疗法或顺情从欲疗法。使患者保持最佳的治疗状态。

3. 当患者疼痛剧烈时,指导其控制疼痛的方法:如深呼吸、放松全身肌肉、听音乐,配合按摩足三里穴位。

4. 当患者对待新环境,紧张焦虑时,可行耳穴压豆神门、交感、皮质下等。

5. 中医情志、以情治情法:喜伤心者,以恐胜之;思伤脾者,以怒胜之;悲伤心者,以喜胜之;恐伤肝者,以悲胜之。此病在中医属情志内郁、湿热内蕴,宜"思伤脾者,以怒胜之",是指利用发怒时肝气升发的作用,来解除体内气机郁滞的一种疗法,它适用于长期思虑不解、气结成疾或情绪异常低沉的患者。在运用"以情胜情"疗法治疗情志因素所导致的病变时,要注意刺激的强度,即治疗的情志刺激,要超过或压倒致病的情志因素,或是采用突然的强大刺激,或是采用持续不断的强化刺激。

(五)中医适宜技术

1. 耳穴贴压

(1)目的:疏肝利胆,理气止痛。

(2)原理:采用王不留行籽、莱菔子等丸状物贴压于耳郭上的穴位或反应点,通过其疏通经络,调节脏腑气血功能,促进机体的阴阳平衡,从而防治疾病、改善症状。

（3）遵医嘱辨证施术，取穴肝、胆、神门、交感、皮质下等。取穴肝、胆，以疏肝利胆；取穴交感，可缓解胆道系统平滑肌痉挛，起到解痉止痛的作用；取皮质下，可刺激大脑皮层调节身体的消化功能；取穴神门，可镇静止痛。

2. 推拿疗法

（1）目的：通过对穴位和反射区的推拿按揉，达到疏肝利胆、缓急止痛的目的。

（2）原理：推拿又称按摩，是人类最古老的一种外治疗法。推拿疗法是在其理论指导下，结合现代医学理论，运用推拿手法作用于人体特定的部位和穴位，以达到防病治病目的，具有疏经通络、促进气血运行、调节脏腑功能、润滑关节、增强人体抗病能力等作用。

（3）取上、下腹部及右侧季肋部、胆囊部为相应区域按摩：取穴日月（胆经募穴）、章门（脾经募穴）、期门（肝经募穴）；取胆囊穴（经外奇穴，利胆通络，主治急慢性胆囊炎、胆结石）；取阳陵泉、丘墟（足少阳胆经穴位）；取膈俞、肝俞、胆俞等背穴可调理肝胆脏腑功能；取穴中脘、足三里，改善消化系统症状。

具体方法：遵医嘱辨证施术，患者取左侧卧位，施术者坐于其背部，在右侧季肋部用轻快的摩法 3~5 分钟，并分别对日月、章门、期门等穴用指揉法各 1 分钟。

患者取仰卧位，施术者坐其右侧对上腹部及右侧季肋部用鱼际揉法或全掌揉法各 1 分钟。并对下胸及上腹部施以分推法 20~30 次。再按揉阳陵泉、胆囊、丘墟诸穴各 1 分钟，以有酸胀得气感为度。

患者取俯卧位或坐位均可，用示指、中指或拇指对膈俞、肝俞、胆俞等背穴施以指揉法，每穴位约 1 分钟。

最后擦胆囊部，以热为度，搓两肋结束治疗。

对胆囊炎疼痛甚者，先在肢体远端阳陵泉、胆囊穴附近寻找敏感的压痛点，找到痛点后以相对重而揉的按压或按揉法予以刺激，可达缓急止痛的功效。对消化道症状明显者可加强揉中脘和按揉足三里穴。

3. 穴位贴敷

（1）目的：疏肝利胆，理气止痛。

（2）原理：将药物制成一定剂型，敷贴到人体穴位，通过刺激穴位，激发精气，从而起到通经活络、清热解毒、活血化瘀、消肿止痛、行气消痞、扶正强身的作用。

（3）遵医嘱辨证施术，取穴膈俞、肝俞、胆俞、阳陵泉、胆囊、丘墟、足三里等，每天贴敷 1 次，每次 2~3 小时。取穴膈俞、肝俞、胆俞等，可调理肝胆脏腑功能。取穴胆囊，经外奇穴，可利胆通络，主治急慢性胆囊炎、胆结石。取穴阳陵泉、丘墟，为足少阳胆经穴位。取穴足三里、足阳明胃经,可调理脾胃、补中益气。

4. 穴位注射

(1)目的:对症治疗,缓解症状。

(2)原理:将小剂量药物注入腧穴内,通过药物和穴位的双重作用,从而起到治疗疾病的作用。

(3)遵医嘱辨证施术,右胁疼痛时,取穴胆囊。腹部胀满、恶心呕吐时,取穴足三里。发热时,取穴曲池。

右胁疼痛时,取穴胆囊,可利胆通络,治疗急性胆囊炎、胆石症、胆绞痛。

腹胀恶心时,取穴足三里、足阳明胃经,可调理脾胃、补中益气、通经活络,促进胃肠蠕动、帮助消化。

发热时,取穴曲池、手阳明大肠经,可清热解表。

5. 艾灸

(1)目的:调理脾胃,补中益气。

(2)原理:以艾绒为主要原料,制成艾柱或艾条等,选定的穴位或病痛部位之上,通过艾的温热和药力作用刺激穴位或病痛部位,从而达到温经散寒、扶阳固脱、消瘀散结、防治疾病的作用。

(3)遵医嘱辨证施术,恶心呕吐、嗳气时,可艾灸脾俞、胃俞、中脘、足三里等穴。取穴脾俞、胃俞、背俞,可调理脾胃脏腑功能。取穴中脘、胃经募穴,可调理胃腑阴阳虚实。取穴足三里、足阳明胃经,可调理脾胃、补中益气。

6. 中药口护:遵医嘱辨证施术,恶心呕吐或纳呆时,可用中药漱口茶漱口,保持口腔清新、预防感染、促进食欲。

7. 中药药熨法

(1)目的:温经通络,活血行气。

(2)原理:将药物或其他物品加热后(白酒或食醋等)在人体局部或一定穴位,适时来回移动或回旋运转,利用温热之力,将药性通过体表毛窍透入经络、血脉,从而起到温通经络、活血行气,散热止痛、祛瘀消肿等作用。

(3)遵医嘱辨证施术,将吴茱萸(辛、苦、热,归肝、脾、胃、肾经,有散寒止痛、降逆止呕、助阳止泻的作用。)药包放入微波炉内,高火加热 2 分钟,至表面温度 45℃,用大毛巾包裹保温。取右侧腹部,肝胆相对应区域。暴露右侧腹部,右侧腹部皮肤涂抹少量凡士林,将药熨包放在右侧腹部上用力来回推熨,力量均匀,开始略轻,随药熨包温度减低,力量加重的同时可减慢速度。药熨时间一般在 15~30 分钟,每日 1~2 次。药熨过程中观察皮肤情况,避免烫伤。

8. 运动疗法:练太极拳时,注重意气运动,以心行气,疏通经络,平衡阴阳气血,以提高阴阳自和能力——即西医所说的抗病康复能力和免疫力,从而起到治疗疾病、健身、修身养性、益智、开悟智慧、激发潜能的作用,以维持健康,提升气质,提高生活质量,改善神经系统,改善循环系统,扩大肺活量,提高人的平衡能力,防止骨质疏松和健美的目的。

第3节　脾心痛(急性胰腺炎)

【疾病概述】

脾心痛,病证名。心前区痛如锥针刺,或心下气满急痛,由脾病、邪上乘心或寒逆中焦而发病。

急性胰腺炎有"脾心痛""结胸"的现象,是胰腺消化酶在胰腺内被激活,由胰腺及其周围组织自身消化而引起的自身消化性疾病。临床表现以急性上腹痛伴恶心呕吐,血、尿淀粉酶升高为特点,于饱餐或饮酒后突然发生程度不等的上腹疼痛,可伴有呕吐、发热,甚至出现黄疸。

一、证候特点

1. 肝郁气滞型:腹中阵痛或窜痛,有恶心呕吐,无腹胀。舌质红,苔薄白,脉弦,相当于水肿型胰腺炎。治护原则:疏肝理气。

2. 脾胃实热型:腹满痛拒按,有痞满燥实结征象,口干渴,小便短赤。舌质红,舌苔黄腻或燥,脉洪数或弦数,相当于较重的水肿型胰腺炎或出血坏死型胰腺炎。治护原则:疏肝理气,通里攻下。

3. 脾胃湿热型:上腹胀痛、拒按,小便短赤,多有黄疸。舌质红,舌苔黄腻,脉滑或数,相当于合并胆道疾病的急性胰腺炎。治护原则:疏肝理气,清热利湿。

4. 蛔虫上扰型:持续腹痛,伴有阵发性钻顶样疼痛,疼痛时汗出肢冷,疼痛后如常,多有吐蛔或便蛔。舌质红,舌苔白或微黄而腻,脉弦紧或弦细,相当于胆道蛔虫引起的急性胰腺炎。治护原则:疏肝理气,驱蛔安蛔。

二、中西医结合健康指导

(一)生活起居

1. 保持空气清新,定时通风换气,居室应温湿度适宜。一般温度以 18~20℃、湿度以 50%~60%为宜,可使患者神清气爽,气血通畅,促进疾病的康复。

2. 居室应保持适宜的光线,光线充足而柔和,避免日光直射到患者的面部。当患者休息时,应用窗帘遮挡光线。

3. 脾胃实热型患者,恶热喜凉,室内的温度可略低,可使患者感到心静,有利于养病。

4. 环境调摄:室内摆放绿色植物可改善和调节人的生理功能,有益于眸明眼亮。

5. 急性发作时宜卧床休息。

(二)饮食指导

1. 在急性期需要禁止进食和饮水,此时的水分和营养主要依靠静脉输给,以减少胰液分泌,减轻胰腺自身消化程度,有利于病情康复。

2. 病情得到有效控制,腹痛和腹胀的症状消失,血清淀粉酶恢复正常后,开始给予流质食物,如米汤、果汁、菜汤和藕粉等。原则是少量多餐,每日 5~6 餐,每次大约 50mL,如果没有不适可逐渐增至 100mL。

3. 当病情有显著改善时,可转为半流质食物,先是无脂质食物,如藕粉、稀面条、稀饭和少量青菜等,进食量仍要少,每次 100~200mL,随着病情的进一步好转,在无脂质饮食的 2~3 天后给予低脂少量蛋白的半流质食物,如脱脂牛奶、大米粥、汤面及小米粥等,这段时间仍要坚持少量多餐的原则,每日 4~6 餐,每餐食量可增至 200~400mL。

4. 待至出院后半年时间内,应以低脂饮食为主,如面条、稠稀饭、馒头等,可以吃些用植物油炒的青菜,少量的鸡蛋、豆制品及肉松等含蛋白质食物,饭后可食少量新鲜水果,每日主食量不超过 350g。

5. 戒烟酒、忌暴饮暴食。

6. 此外,还可依据证候调整饮食

(1)肝郁气滞型饮食应富有营养,易消化,而且疏肝理气,如红豆莲子粥,粳米粥,佛手,白菊花茶,玫瑰花茶均有疏肝理气的作用。忌食南瓜、山芋、土豆、汽水等壅胆气机的食物。

(2)脾胃实热型肝阳上亢,应予以寒性食物,如黄瓜、苦瓜、西瓜,高纤维素的青菜,适量的粗粮和瓜果。

(3)脾胃湿热型可食用添加黄芪、莲子,山药、薏米等的粥。

(三)用药指导

1. 遵医嘱服药,观察服药后反应。脾胃实热型中药温度宜偏低。

2. 服用含有甘遂成分的中药后,要注意观察大便的次数及性质,尤其关注年老体弱的患者。

3. 严重腹胀者,给予中医特色技术–序贯疗法。

(1)芒硝外敷:芒硝具有消炎止痛、预防感染、吸收腹腔渗液、促进脓肿吸收、与恢复消化道功能等功效。将芒硝装入规格 40cm×25cm 的布袋内,外敷于腹部 2~3 小时,可使肿胀的腹壁及肠管得以消肿。

(2)中药胃注:外敷芒硝后肠壁水肿吸收,再以中药一煎胃管注入,后闭管 2 小时。并辅以双侧足三里穴位按摩,可促进胃肠蠕动,有利于中药液通过胃肠道吸收。

(3)中药保留灌肠:中药温度 37℃(热毒炽盛期中药温度宜低)。灌肠中注意观察患者病情,发现呼吸和脉搏急速、面色苍白、出冷汗、剧烈腹痛、心慌气急者,应立即停止灌肠,并通知医生。灌肠完毕后,抬高床尾 30°,嘱患者保留 1 小时,使药物发挥疗效。

(四)情志调护

1. 多与患者沟通,了解其心理状态,指导其保持乐观情绪。

2. 指导患者采用移情相制疗法,转移其注意力。针对患者焦虑或抑郁的情绪变化,可采用暗示疗法或顺情从欲疗法。

3. 鼓励家属多陪伴患者,给予患者心理支持。指导患者和家属了解本病的相关知识,掌握控制疼痛的简单方法,如深呼吸、全身肌肉放松、听音乐、配合按摩足三里穴位等。

4. 鼓励患者间多沟通,交流疾病防治经验,提高认识,增强治疗信心。

(五)中医适宜技术

1. 耳穴贴压

(1)目的:疏肝理气、止痛。

(2)原理:采用王不留行籽、莱菔子等丸状物贴压于耳郭上的穴位或反应点,通过其疏通经络,调节脏腑气血功能,从而防治疾病、改善症状。

(3)遵医嘱辨证施术,腹痛时取穴肝、胰、交感、神门、皮质下等。取穴肝,肝穴有疏肝理气作用;取穴胰,为相应部位取穴,促使胰腺恢复;取穴交感,可起到解痉止痛的作用;取穴皮质下,可刺激大脑皮层调节机体的消化功能;取穴神门,可镇静止痛。

2. 穴位贴敷

(1)目的:调理胃肠功能,缓解腹痛腹胀。

(2)原理:将药物制成一定剂型,敷贴到人体穴位,通过刺激穴位,激发精气,从而起到通经活络、清热解毒、活血化瘀、消肿止痛、行气消痞、扶正强身的作用。

(3)遵医嘱辨证施术,取穴神阙、天枢、中脘、梁门、足三里等,通过中药的渗透作用及对穴位的刺激作用达到缓解腹痛,促进胃肠功能恢复;取神阙、任脉上的阳穴,可温阳救逆、利水固脱,缓解腹痛肠鸣症状;取穴中脘、任脉、胃经募穴,可治腹痛腹胀、呕吐、肠鸣;取穴天枢、梁门、足三里、足阳明胃经,可改善胃肠等消化系统症状。

3. 穴位按摩

(1)目的:调理胃肠功能,缓解腹痛腹胀。

(2)原理:在中医基本理论指导下,运用手法作用于人体穴位。通过局部刺激,可疏通经络,调动身体抗病能力,从而起到防病治病、强身健体的作用。

(3)子午流注法以十二经中的六十六个五腧穴为基础,结合天干地支五行生克,并随日时的变易推论十二经气血运行中的盛衰、开阖情况,作为取穴的依据。遵医嘱辨证施术,根据子午流注法,每日上午 7~9 时,取穴足阳明胃经,如梁门、犊鼻、足三里、上巨虚、下巨虚,可改善胃肠等消化系统症状。恶心呕吐时取内关穴、手厥阴心包经穴位,可降逆止呕。发热时取曲池穴、手阳明大肠经穴位,可清热解表。

4. 穴位注射

(1)目的:调理脾胃,扶正祛邪。

(2)原理:将小剂量药物注入腧穴内,通过药物和穴位的双重作用,从而起到治疗疾病的作用。

(3)遵医嘱辨证施术,腹胀时,取穴双侧足三里注射。取穴足三里、足阳明胃经穴位,可调理脾胃、补中益气、通经活络、扶正祛邪,促进胃肠蠕动。

5. 中药外敷

(1)目的:消炎止痛,预防感染。

(2)原理:将新鲜中草药切碎、捣烂,或是将中药末加辅形剂调匀成糊状,敷于患处或穴位,从而起到疏通经络、祛瘀生新、消肿止痛、清热解毒、拔毒等作用。

(3)遵医嘱辨证施术,将芒硝装入规格 40cm×25cm 的布袋内,外敷于腹部每日 2~3 小时。注意外敷芒硝后应及时清洁皮肤,芒硝结晶后应及时更换。芒硝,咸、苦,寒,归胃经、肺经、脾经、肾经、小肠经、三焦经、大肠经,具有泻热通便,润燥软坚,清火消肿的功效。

6. 中药口护:遵医嘱辨证施术,恶心呕吐或纳呆时,可用中药漱口茶漱口,保持口腔清新、预防感染,并促进食欲。

(六)其他康复指导

1. 养成良好的饮食习惯,忌暴饮暴食及过度饮酒。

2. 中医情志:保持情志舒畅及乐观情绪,避免大悲、大喜、大怒等不良情志刺激。

3. 生活起居有规律,保证睡眠,加强体育锻炼,劳逸结合,如散步、打太极拳,复式呼吸,按摩足三里。

4. 积极治疗原发病,如肥胖者应减轻体重,高血脂者应降低血脂。

肾膀胱病证

第1节　石淋(泌尿系结石)

【疾病概述】

石淋是指因湿热久蕴,煎熬尿液成石,阻滞肾系所致。病位在膀胱和肾,涉及肝脾。

泌尿系结石的临床表现为腰部剧痛、绞痛并延腰部向下放射、累及会阴及骶尾部,结石位于膀胱壁段,可出现尿频、尿急、尿痛的症状。

一、证候特点

1. 湿热蕴结证:腰腹绞痛难忍,小便短数,灼热刺痛,口苦,恶心呕吐,大便秘结。舌质红,舌苔黄腻,脉弦数。治护原则:清热利湿,通淋排石。

2. 石滞血瘀证:突发腰连少腹绞痛、阵阵发作,恶心呕吐,腹胀尿少,小便不畅或无尿,尿血。苔薄白,弦脉或弦紧。治护原则:活血化瘀。

3. 脾肾阳虚证:腰腹隐痛,排尿无力,少腹坠胀,神疲乏力,畏寒肢冷。舌体淡胖,脉沉细弱。治护原则:健脾益气,温补肾阳。

二、中西医结合健康指导

(一)生活起居

1. 病室安静、整洁、空气清新,温湿度适宜。

2. 生活规律、劳逸结合、适当运动、保证睡眠。急性发作时应卧床休息。

3. 指导患者多饮水,有针对性改善水源水质,降低饮用水中浓度过高矿物质的含量。养成良好的饮食习惯,忌食易形成结石的食物,如浓茶、菠菜等。

4. 指导患者注意保暖,避免受凉,根据气候变化随时增减衣服。

5. 长期卧床患者,应帮助多活动、勤翻身,以减少骨质流失,增进尿流通畅。

(二)饮食指导

1. 饮水:鼓励患者多饮水,全天常规饮水 3~4L,以增加尿量,保持排尿通畅,降低尿液中形成结石物质的浓度,同时减少晶体沉积。养成良好的排尿习惯,不憋尿,改掉喝生水的不良习惯。

2. 饮食:如有条件者,可根据结石成分和尿液分析结果对饮食进行调护。

(1)草酸结石者:应少食含草酸过多的食物,如菠菜、苋菜、青蒜、洋葱、各种笋类、浓茶、巧克力、扁豆、豆腐等。

（2）尿酸盐结石或尿酸高者：禁食动物内脏，少食家禽、肉类、甲壳动物，多食蔬菜水果。

（3）吸收性高钙尿者：控制乳制品的摄入，减少动物蛋白和糖的摄入，多食一些粗粮和成酸食物，如肉禽类，使尿液呈酸性。

（4）磷酸盐结石者：应限制含钙高的食物，宜食乌梅、梅子等酸性食物及核桃。

（5）胱氨酸结石者：注意限制蛋氨酸及酸性食物（动物食物），多食碱性食物（植物性食物），使尿液呈碱性。

3. 依据证候调整饮食

（1）湿热蕴结证：便秘患者可多食润肠通便的食物，养成定时排便的习惯。宜食甘寒、甘平的食物。

（2）石滞血瘀证：宜食活血化瘀的食物，如黑木耳、桃仁等。

（3）脾肾阳虚证：宜进食高营养、高蛋白、高维生素食物，如瘦肉、大枣、新鲜蔬菜水果等，以增强身体抵抗力。食疗方：薏米黄豆汁、黄鳝粥等。

（三）用药指导

1. 中药汤剂温服，注意观察服药后反应。

2. 遵医嘱按时服药，定时复诊。

3. 限制维生素 C 的用量。如果患者容易形成草酸钙结石，应限制维生素 C 的用量，一天超过 4g 可能增加体内的草酸，因而提高结石的概率。切记勿摄取高效力的维生素 C 补充物。

4. 勿服用过多维生素 D。过量的维生素 D 可能导致身体各部位的钙质堆积。维生素 D 的每日摄取量最好不要超过 400IU。

（四）情志调护

1. 采用暗示疗法、说理开导法，引导患者自觉地戒除不良心理因素，调和情志。

2. 鼓励家属多陪伴患者，亲朋好友给予情感支持。

3. 鼓励患者间相互交流治疗体会，提高认识，增强治疗信心。

（五）中医适宜技术

1. 耳穴贴压

（1）目的：利水通淋排石。

（2）原理：采用王不留行籽、莱菔子等丸状物贴压于耳郭上的穴位或反应点，通过其疏通经络,调节脏腑气血功能,从而防治疾病、改善症状。

(3)遵医嘱辨证施术,取肾、膀胱、输尿管、尿道,依据疾病对应部位选穴,使刺激直至病所,可解痉止痛,促进病变部位抗病能力,激发身体免疫功能,调整其失调的功能;取三焦,可补肾利水、化气输精、通利水道。

2. 穴位注射

(1)目的:解除痉挛,快速止痛,疏通经络。

(2)原理:将小剂量药物注入腧穴内,通过药物和穴位的双重作用,从而起到治疗疾病的作用。

(3)遵医嘱辨证施术,腰部疼痛者,可用 654-2(中文名称:山莨菪碱)注射于双侧足三里穴。取穴足三里、足阳明胃经,可补中益气、通经活络、疏风化湿。

3. 艾灸

(1)目的:缓解疼痛的同时起到行气活血、温补益气的作用。

(2)原理:以艾绒为主要原料,制成艾柱或艾条等,选定的穴位或疼痛部位之上,通过艾的温热和药力作用刺激穴位或疼痛部位,从而起到温经散寒、扶阳固脱、消瘀散结、防治疾病的作用。

(3)遵医嘱辨证施术,腰部疼痛时,可艾灸腰部腧穴。取腰部腧穴,如三焦俞、肾俞、大肠俞、小肠俞等,背腧穴为五脏六腑之气输注于腰背部的腧穴,艾灸背腧穴可直接针对五脏气化功能失调的病机而通调五脏气机,达到祛风除湿、清热泻火、行气通络、活血化瘀的功效。腧穴是治疗疼痛和脏腑病变的最佳选择。

4. 拔罐

(1)目的:温经通络,行气止痛,活血化瘀。

(2)原理:以罐为工具,利用燃烧、抽吸、蒸汽等方法形成罐内负压,使罐吸附于腧穴或相应体表部位,使局部皮肤充血或瘀血,从而起到温通经络、祛风散寒、消肿止痛、吸毒排脓等防治疾病的作用。

(3)遵医嘱辨证施术,取双侧肾俞拔罐,一次 15 分钟,注意观察皮肤变化,避免起泡。拔罐后注意局部保暖,4~6 小时避风避寒,不能洗澡。取穴肾俞,足太阳膀胱经,为肾脏之气输注于腰部的腧穴,肾俞穴拔罐可缓解腰疼、增强肾脏功能。

(六)其他康复指导

1. 多饮水:最重要的预防方法就是提高水分的摄取量。水能稀释尿液,并防止高浓度的盐类及矿物质聚积成结石,饮水量要达到一天排 2L 的尿液。

2. 补充纤维素:加食米糠,可以防止结石的发生。

3. 多吃西瓜：西瓜是天然的利尿剂，有清净体内的作用，要经常吃西瓜，单独吃不与其他食物同食。

4. 多活动：不爱活动的人容易使钙质淤积在血液中，运动可帮助钙质流向它所属的骨头，每天坐着容易形成结石，应该进行户外活动，如跑步、跳跃、跳绳、上下楼梯等，可促使结石移动排出。

第2节　精癃（前列腺增生）

【疾病概述】

精癃，是老年男性的常见疾病之一。临床特点以尿频、夜尿次数增多、排尿困难为主，严重者可发生尿潴留或尿失禁，甚至出现肾功能损伤。

前列腺增生有中医精癃的现象，为前列腺的一种良性病变。

一、证候特点

1. 膀胱积热证：小便灼热黄赤，淋漓不畅，欲解不利，少腹胀满，隐痛拒按，甚则小便不通，涓滴难行，口干不欲饮，大便秘结，舌红脉数。治护原则：清热利湿。

2. 浊瘀阻塞证：小便淋漓不畅，或尿细如线，或阻塞不通，少腹胀满隐痛，舌质紫暗有瘀点，脉涩或细数。治护原则：活血化瘀，通气利水。

3. 脾气虚弱证：时欲小便，而欲解不得，或量少而不爽利，腹重肛坠，似欲大便，神疲气短，身体倦怠，舌质淡，脉缓弱。治护原则：补中益气。

4. 阴虚火旺证：小便频数，淋漓不畅，时发时止，遇劳即发，经久不愈，伴有头晕耳鸣，口干便燥，舌红苔少，脉来细数。治护原则：滋肾养阴。

5. 肺气郁闭证：小便不通，少腹胀满，寒热咳嗽，茎中作痛，口渴喜饮，脉来沉数，苔薄黄。治护原则：清热宣肺，通调水道。

6. 肾阳虚衰证：排尿无力，淋漓不爽，尿液澄清，面色㿠白，神疲气弱，倦怠无力，肢冷畏寒，腰膝酸困，舌淡苔白，脉沉细弱。治护原则：补肾温阳，化气行水。

二、中西医结合健康指导

(一)生活起居

1. 防止受寒:寒冷往往会使病情加重,患者要注意防寒,预防感冒和上呼吸道感染等。

2. 不可憋尿:憋尿会造成膀胱过度充盈,使膀胱逼尿肌张力减弱,容易诱发急性尿潴留,因此,一定要及时排尿。

3. 不可过劳:过度劳累会耗伤中气,中气不足会造成排尿无力,容易引起尿潴留。

4. 避免久坐:经常久坐不仅会加重痔疮,也易使会阴部充血,并引起排尿困难,要经常参加文体活动及气功锻炼等,可有助于减轻症状。

(二)饮食指导

1. 养成良好的饮食习惯,宜清淡而营养丰富,勿食肥甘厚腻及刺激性的食物。

2. 大量饮水,每日 2000~3000mL。饮水过少不但会引起脱水,也不利于排尿对尿路起到的冲洗作用,还容易导致尿液浓缩形成结石,故除夜间适当减少饮水,以免睡后膀胱过度充盈,白天应多饮水。

3. 绝对忌酒,饮酒可使前列腺及膀胱颈充血水肿而诱发尿潴留。

4. 忌烟:香烟中的烟碱、焦油、尼古丁、亚硝胺类等有毒物质能干扰支配血管的神经功能,影响前列腺的血液循环,从而导致前列腺充血、其有毒物质还可直接损害前列腺组织,使其功能紊乱,抵抗力下降。

5. 少食辛辣食物:辛辣刺激性食物,既可导致性器官充血,又会使痔疮、便秘等症状加重,压迫前列腺,加重排尿困难。

6. 适合前列腺增生患者的饮食

(1)第一类是蔬菜水果:西瓜、香瓜、葡萄、猕猴桃、甘蔗、荸荠、冬瓜、黄瓜等,此类食物大多味甘性凉,具有利尿通淋的功能,能清热解毒,化湿利水,起到抑制炎症的作用。

(2)第二类是干果类:红豆、绿豆、南瓜子、葵花子、薏米、核桃仁、芝麻等,这些食物含有丰富的微量元素和大量 B 族维生素,有着良好的营养作用,并具清热、降火、杀虫、润肠等功效,能够杀灭细菌,通便逐滞,使前列腺管通畅,并消除炎症。

(3)第三类如花粉、绿茶、蜂蜜,以及草药中的鲜芦根、鲜茅根、鲜竹叶等,这些药煎汤服用前列腺增生可起到很好的作用。

7. 依据证候调整饮食

(1)膀胱积热证:便秘患者可多食润肠通便的食物,养成定时排便的习惯。食疗方:绿豆银花汤。

(2)浊瘀阻塞证:饮食宜行气活血化瘀的食物,如黑木耳、桃仁等。

(3)肾阳虚衰证:宜进食高营养、高蛋白、高维生素的食物,如瘦肉、大枣、新鲜蔬菜水果等,以增强机体抵抗力。食疗方:薏米、黄豆汁、黄鳝粥等。

(4)脾气虚弱证:可多吃粳米、糯米、薏米、白扁豆、鲫鱼等,饮食应避免冷热一起吃,并且要少吃生冷食物。

(5)阴虚火旺证:少吃晚餐,禁食温燥的水果、调味品等,如荔枝、龙眼、花椒、肉桂、咖啡等,也要少吃高脂肪、高热量等食物,可少喝点绿茶。

(6)肺气郁闭证:饮食有节,宜吃清淡而富有营养的食物,少吃黏腻和辛热刺激的食物,以免助湿生痰。

(三)用药指导

1. 中药汤剂温服,注意观察服药后反应。

2. 慎用药物:有些药物可加重排尿困难,剂量大时可引起急性尿潴留,其中主要有阿托品、颠茄片及麻黄素片、异丙基肾上腺素等。近年来又发现钙阻滞剂和维拉帕米,能促进泌乳素的分泌,并可减弱逼尿肌的收缩力,加重排尿困难,故慎用这些药物。

(四)情志调护

1. 采用暗示疗法、说理开导法,引导患者自觉地戒除不良心理因素,调和情志。

2. 鼓励家属多陪伴患者,亲朋好友给予情感支持。

3. 鼓励患者间相互交流治疗体会,提高认识,增强治疗信心。

4. 手术患者要做好术前和术后的心理疏导。

(五)中医适宜技术

1. 耳穴贴压

(1)目的:调理泌尿系统的功能。

(2)原理:采用王不留行籽、莱菔子等丸状物贴压于耳郭上的穴位或反应点,通过其疏通经络,调节脏腑气血功能,从而防治疾病、改善症状。

(3)遵医嘱辨证施术,取穴肾、膀胱、输尿管、尿道,依据疾病对应部位选穴,使刺激直至患处,以促进病变部位的抗病能力,激发身体免疫功能,调整其失调的功能;取三焦,可补肾利水、化气输精、通利水道的作用。

2. 穴位按摩

(1)目的:调理手术治疗患者术后的胃肠功能,促进胃肠功能恢复。

(2)原理:在中医基本理论指导下,运用手法作用于人体穴位。通过局部刺激,可疏通经络,调动身体抗病能力,从而起到防病治病、强身健体的作用。

(3)遵医嘱辨证施术,术后患者可穴位按摩双侧足三里,促进胃肠功能恢复。

取穴足三里、足阳明胃经,可调理脾胃、补中益气、通经活络、扶正祛邪,促进胃肠功能恢复。

3. 穴位注射

(1)目的:少腹疼痛较重者,穴位注射可疏通经络、增补益气,以起到解除痉挛、快速止痛的作用。

(2)原理:将小剂量药物注入腧穴内,通过药物和穴位的双重作用,从而起到治疗疾病的作用。

(3)遵医嘱辨证施术,疼痛较重者,可用654-2注射于双侧足三里穴。取穴足三里、足阳明胃经,可补中益气、通经活络、疏风化湿、扶正祛邪。

4. 艾灸

(1)目的:行气活血,温补益气。

(2)原理:以艾绒为主要原料,制成艾柱或艾条等,选定的穴位或疼痛部位的上面,通过艾的温热和药力作用刺激穴位或疼痛部位,从而起到温经散寒、扶阳固脱、消瘀散结、防治疾病的作用。

(3)遵医嘱辨证施术,取穴中极、关元、三阴交、肾俞,每穴每次15分钟。取穴中极、关元、任脉,可培元固本、补益下焦;取穴三阴交、足太阴脾经,此穴为足太阴脾经、足少阴肾经、足厥阴肝经交会之处,可益气活血外,调肝补肾;取穴肾俞、足太阳膀胱经,为肾脏之气输注于腰部的腧穴,肾俞穴可补肾温阳、增强肾脏。

5. 穴位贴敷

(1)目的:活血化瘀,通调水道。

(2)原理:穴位贴敷是以中医经络学说为理论依据,可将温补脾肾、行气活血、清热利湿的药物研成细末,用水、醋、乙醇(酒精)等调成糊状,或制成软膏、丸剂或饼剂,再贴敷于穴位上,用来治疗精癃的一种无创痛穴位疗法。

(3)遵医嘱辨证施术,取穴肾俞、膀胱俞、关元、命门、涌泉,每日1次,每次贴敷2~3小时。取穴肾俞、膀胱俞、足太阳膀胱经,为肾脏、膀胱之气输注于腰背部的腧穴,刺激背腧穴可直接调理脏腑的功能;取穴关元、任脉,可培元固本、补益下焦;取穴命门、督脉,命门乃元气之根本,生命之门户,贴敷此穴可培元固本、强健腰膝;取穴涌泉、足少阴肾经,可散热生气。

(六)其他康复指导

1. 进食易消化、含粗纤维的食物,防止便秘。

2. 保持情志舒畅,避免不良情绪的刺激。

3. 术后患者多数膀胱功能低下,3~6个月仍有溢尿现象,因此需要进行肛门括约肌的收缩功能训练,吸气时缩肛,呼气时松肛,以尽快恢复尿道括约肌的功能。

骨科病证

第1节 腰痹(腰椎间盘突出症)

【疾病概述】

腰痹是因肝肾功能亏虚,外因风寒湿邪或劳累扭伤,致脉络受阻、气血运行不畅、筋脉失养而成,以腰痛及放射性下肢痛为主要临床表现,可伴麻木感,病程长者可出现肌肉萎缩。

西医学中又称腰椎间盘纤维环破裂髓核突出症,是指因腰椎间盘发生退变,在外力作用下使纤维环破裂、髓核突出,刺激或压迫神经根,而引起以腰痛及下肢坐骨神经放射痛为特征的疾病。

一、证候特点

1. 血瘀气滞证:近期腰部有外伤史,腰腿痛剧烈,痛有定处,刺痛,腰部僵硬,俯仰活动艰难,痛处拒按。治护原则:行气活血,破瘀散结。

2. 寒湿痹阻证:腰腿部冷痛重着,转侧不利,痛有定处,虽静卧亦不减或反而加重,日轻夜重,遇寒痛增,得热则减。治护原则:以温经散寒、祛湿通络为主。

3. 湿热痹阻证:腰筋腿痛,痛处伴有热感,或见肢节红肿,口渴不欲饮。治护原则:清热利湿,通络止痛。

4. 肝肾亏虚证:腰腿痛缠绵日久,反复发作,乏力、不耐劳,劳则加重,卧则减轻;包括肝肾阴虚及肝肾阳虚证。阴虚证症见心烦失眠,口苦咽干;舌红少津,脉弦细而数。阳虚证症见四肢不温,形寒畏冷,筋脉拘挛。治护原则:补益肝肾,偏阴虚证以养阴通络为主,偏阳虚证以温肾壮阳为主。

二、中西医结合健康指导

(一)生活起居

1. 急性期患者以卧床休息为主,采取舒适体位。下床活动时佩戴腰托加以保护和支撑,不宜久坐。

2. 做好腰部保护,防止腰部受到外伤,尽量不要弯腰提重物,减轻腰部负荷。告知患者在拾地上的物品时,宜双腿下蹲腰部挺直,动作要缓慢。

3. 指导患者在日常生活与工作中,注意对腰部的保健,提倡坐硬板凳,宜卧硬板的薄软垫床。工作时要做到腰部姿势正确,劳逸结合,防止过度疲劳,同时还要防止寒冷等不良因素的刺激。

4. 指导患者正确咳嗽、打喷嚏的方法,注意保护腰部,避免诱发和加重疼痛。

5. 腰椎间盘突出的病程长、恢复慢,鼓励患者应保持愉快的心情,用积极乐观的心态对待疾病。

6. 加强腰背肌功能锻炼,要注意持之以恒。主要锻炼方法有:卧位直腿抬高,交叉蹬腿及五点支撑、飞燕式的腰背肌功能锻炼,并根据患者的具体情况进行指导。

(1)飞燕式锻炼:患者俯卧位,双下肢伸直,两手贴在身体两旁,下半身不动,抬头时上半身向后背伸,每日 3 组,每组做 10 次。逐渐增加为抬头、上半身后伸与双下肢直腿后伸同时进行。腰部尽量背伸形似飞燕,每日 5~10 组,每组 20 次。

(2)五点支撑锻炼:患者取卧位,以双手叉腰作支撑点,两腿半屈膝 90°,脚掌置于床上,以头后部及双肘支撑上半身,双脚支撑下半身,成半拱桥形,当挺起躯干架桥时,膝部稍向两旁分开,速度由慢而快,每日 3~5 组,每组 10~20 次。适应后增加至每日 10~20 组,每组 30~50 次。以锻炼腰、背、腹部肌肉力量。

7. 腰托使用健康指导

(1)腰托的选用及佩戴:腰托规格要与自身腰的长度、周径相适应,其上缘需要达肋下缘,下缘至臀裂,松紧以舒适为宜。

(2)佩戴时间:可根据病情掌握佩戴时间,腰部症状较重时应随时佩戴,轻症患者可在外出或较长时间站立及固定姿势坐位时使用,可在睡眠及休息时取下。

(3)使用腰托期间应逐渐增加腰背肌锻炼,防止和减轻腰部肌肉萎缩。

(二)饮食指导

根据患者的营养情况和辨证分型的不同,科学合理指导饮食,使患者达到最大程度的康复,在指导患者饮食期间,动态观察患者的胃纳情况和舌苔变化,随时更改饮食计划。

1. 血瘀气滞证:宜食活血化瘀的食物,如黑木耳、金针菇、桃仁等。

2. 寒湿痹阻证:宜食温经散寒、祛湿通络的食物,如砂仁、羊肉、蛇酒等,食疗方:肉桂瘦肉汤、鳝鱼汤、当归红枣煲羊肉。忌食凉性食物及生冷瓜果、冷饮。

3. 湿热痹阻证:宜食清热利湿通络的食物,如丝瓜、冬瓜、赤小豆、玉米须等。食疗方:丝瓜瘦肉汤。忌食辛辣燥热的食物,如葱、蒜、胡椒等。

4. 肝肾亏虚证

(1)肝肾阴虚者宜进食滋阴填精、滋养肝肾的食物,如枸杞子、黑芝麻、黑白木耳等。食疗方:莲子百合煲瘦肉汤。忌食辛辣香燥的食物。

(2)肝肾阳虚者宜进食温壮肾阳,补精髓之品,如黑豆、核桃、杏仁、腰果、黑芝麻等。食疗方:干姜煲羊肉。忌食生冷瓜果及寒凉的食物。

(三)用药指导

1. 用药期间忌生冷及寒凉食物,避风寒,以免加重病情。

2. 中药汤剂宜温服,寒湿痹阻者中药汤剂宜温热服;肝肾亏虚者中药汤剂宜热服。

3. 疼痛剧烈者可遵医嘱服用止痛药,并观察用药后的效果及有无不良反应。

(四)情志调护

1. 了解患者的情绪,使用言语开导法做好安慰工作,保持情绪平和、神气清净。

2. 用移情疗法,转移或改变患者的情绪和意志,疏达气机、怡养心神,有益患者的身心健康。

3. 疼痛时出现情绪烦躁,使用安神静志法,要患者闭目静心、全身放松、平静呼吸,以起到周身气血流通舒畅的作用。

(五)中医适宜技术

1. 耳穴贴压

(1)目的:促进身体的阴阳平衡,防病治病。

(2)原理:采用王不留行籽、莱菔子等丸状物贴压于耳郭上的穴位或反应点,通过其疏通经络,调理脏腑气血功能,从而防治疾病、改善症状。

(3)遵医嘱辨证施术,取穴神门、交感、皮质下、肝、肾等。

2. 穴位注射

(1)目的:通过针刺刺激及药物对穴位的渗透作用相结合发挥综合效能。

(2)原理:将小剂量药物注入腧穴内,通过药物和穴位的双重作用,从而起到治疗疾病的作用。

(3)遵医嘱辨证施术,取穴足三里、环跳、委中、承山等。

3. 穴位按摩

(1)目的:推动精气运行,调节脏腑功能。

(2)原理:在中医基本理论指导下,运用手法作用于人体穴位。通过局部刺激,可疏通经络,调动身体的抗病能力,从而起到防病治病、强身健体的作用。

(3)取穴肾俞、环跳、委中、阿是穴等。

4. 中频离子导入

(1)目的:通经活络,清热解毒,活血化瘀,消肿止痛。

(2)原理:利用直流电将药物离子通过皮肤或穴位导入人体,作用于病灶,从而起到活血化瘀、软坚散结、抗炎镇痛等作用。

(3)遵医嘱辨证施术,取穴肾俞、大肠俞、环跳、委中穴。

5. 中药热熨

(1)目的:疏通腠理,通气血,散热(或散寒)止痛,祛风除湿。

(2)原理:将中药加热后装入布袋,在人体局部或一定穴位上移动,利用温热之力使药性通过体表渗透到经络、血脉,从而起到温经通络、行气活血、散寒止痛、祛瘀消肿等作用。

(3)遵医嘱辨证施术,取穴腰夹脊、阿是穴。

(六)其他康复指导

1. 腰椎整复的指导

(1)整复前告知患者整复方法及配合注意事项。

(2)整复后注意观察患者腰部疼痛、活动度、双下肢感觉运动及大小便等情况。

(3)卧床休息,定时双人直线翻身,增加患者舒适度,仰卧时腰部加腰垫,维持生理曲度。

(4)复位 3 天后,在医护人员指导下佩戴腰托下床。下床时先俯卧位,在床上旋转身体,脚着地后缓慢起身,上床则反之。下床后扶持患者,观察有无头晕等不适,如厕时避免久蹲,防止引起直立性低血压,并发生跌倒。

(5)复位 3 天后逐渐进行腰背肌功能锻炼。

2. 腰椎牵引的指导

(1)牵引治疗前做好解释工作,告知患者注意事项以取得配合。

(2)遵医嘱选择合适的体位(三曲位、仰卧位、俯卧位)及牵引重量、牵引角度,牵引时衣服和裤子分开,固定带松紧适宜,使患者舒适持久。

(3)牵引时嘱患者全身肌肉放松,以减少躯干部肌肉收缩抵抗力,疼痛较甚不能平卧的患者,可使用三角枕垫于膝下缓解不适。

(4)牵引过程中随时询问患者感受,观察患者是否有胸闷、心慌等不适,及时调整。出现疼痛加重等不适应立即停止治疗,并通知医师处理。

(5)注意防寒保暖,用大毛巾或薄被覆盖患者身体。

(6)腰椎牵引后患者宜平卧 20 分钟再翻身活动。

3. 加强腰背肌功能锻炼,要注意持之以恒。主要锻炼方法有:卧位直腿抬高,交叉蹬腿及五点支撑、飞燕式的腰背肌功能锻炼,根据患者的具体情况进行指导。

(1)飞燕式锻炼详见第 121 页"飞燕式锻炼"。

(2)五点支撑锻炼详见第 122 页"五点支撑锻炼"。

4. 腰托使用健康指导(详见第 122 页)。

5. 围术期护理

(1)术前护理

1)做好术前宣教与心理护理,告知手术注意事项及相关准备工作,取得患者的配合。

2)术前 2 天指导患者练习床上大小便及俯卧位训练。

3)对于吸烟者劝其戒烟,预防感冒;指导患者练习深呼吸、咳嗽和排痰的方法。

4)为患者选择合适腰围,指导正确佩戴方法。

5)常规进行术区皮肤准备、药物过敏试验及交叉配血等。

(2)术后护理

1)术后妥善安置患者,搬运患者时,保持脊椎一条直线,防止扭曲,使用过床板平托过床。翻身时,采取轴线翻身的方法。

2)根据不同的麻醉方式,正确指导患者进食,可进食营养丰富易消化的食物。

3)注意患者生命体征变化,观察双下肢感觉、运动、肌力等神经功能的变化。

4)观察伤口敷料渗出情况,保持伤口负压引流管通畅,定时倾倒引流液,严格执行无菌操作。观察引流液色、质、量的变化,并正确记录,如引流液为淡黄色液体,如怀疑脑脊液应通知医师及时处理,并将引流球负压排空,暂停负压引流。

5)指导患者进行足趾、踝部等主动活动,促进血液循环。评估患者下肢疼痛改善的情况,循序渐进指导患者进行蹬腿、直腿抬高、五点支撑及飞燕式等功能锻炼。

6)根据手术方式,术后 1~3 天协助患者佩戴腰托取半坐卧位或坐于床边,适应体位变化后,慢慢练习下地行走,行走时要姿势正确,抬头挺胸并收腹,护理上做好安全防护。

7)积极进行护理干预,预防肺部感染、尿路感染及下肢静脉栓塞等并发症的发生。

8)对排尿困难者,可取穴艾灸关元、气海、中极等,或予中药热熨下腹部,配合按摩,以促进排尿。对于便秘患者,取穴艾灸神阙、天枢、关元等,或进行腹部按摩,每天 4 次,应在晨起、午睡醒后、早餐及晚餐后1~3 小时进行,顺时针方向按摩,以促进排便。

9)卧床期间协助患者做好生活护理,满足其各项需求。

第2节 项痹(颈椎病)

【疾病概述】

项痹多因长期低头工作或年高肝肾不足、筋骨懈惰,从而引起颈部韧带肥厚钙化等影响椎间孔变窄,神经根受压。一般以颈肩疼痛,四肢麻木,肌肉无力,眩晕,猝倒,汗出异常,步履蹒跚,甚至以四肢瘫痪为主要临床表现。

西医学中的颈椎病之颈肩上肢窜痛麻木、眩晕、头痛、行走无力等均有此现象。

一、证候特点

1. 风寒痹阻:颈、肩、上肢窜痛麻木,以疼痛为主,头有沉重感,颈部僵硬,活动不利,要寒畏风。治护原则:祛风散寒,除湿止痛。

2. 血瘀气滞:颈肩部、上肢刺痛,痛处固定,伴有肢体麻木。治护原则:活血化瘀,通络止痛。

3. 痰湿阻络:头晕目眩,头重如裹,四肢麻木,纳呆。治护原则:化痰利湿,补气温阳。

4. 肝肾不足:眩晕头痛,耳鸣耳聋,失眠多梦,肢体麻木,面红目赤。治护原则:补益肝肾,强壮筋骨。

5. 气血亏虚:头晕目眩,面色苍白,心悸气短,四肢麻木,倦怠乏力。治护原则:补气养血,益气升血。

二、中西医结合健康指导

(一)生活起居

1. 避免长时间低头劳作,伏案工作时,每隔1~2小时,活动颈部,如仰头或将头枕靠在椅背上或转动头部。

2. 座椅高度要适中,以端坐时双脚刚能触及地面为宜。

3. 避免长时间半躺在床头,曲颈斜枕看电视、看书。

4. 睡眠时应保持头颈部在一条直线上,避免扭曲,枕头长度要超过肩,不宜过高,为握拳高度(平卧后),枕头的颈部稍高于头部,可以起到良好放松作用。避免颈部悬空。

5. 注意颈部保暖,防风寒湿邪侵袭。

6. 及时防治如咽炎、扁桃体炎、淋巴腺炎等咽喉部疾病。

7. 乘车、体育锻炼时做好自我保护,避免头颈部受伤。开车、乘车注意系好安全带或把好扶手,防止因急刹车引起颈部受伤等,避免头部猛烈扭转。

(二)饮食指导

1. 风寒痹阻:宜进食祛风散寒温性的食物,如大豆、羊肉、狗肉、胡椒、花椒等。食疗方:鳝鱼汤、当归红枣煲羊肉等。忌食凉性食物及生冷瓜果、冷饮,多喝温热茶饮。

2. 血瘀气滞:宜进食行气活血,化瘀解毒的食物,如山楂、白萝卜、木耳等。食疗方:醋泡花生等。避免吃煎炸、肥腻、厚味的食物。

3. 痰湿阻络:宜进食健脾除湿的食物,如山药、薏米、赤小豆等。食疗方:冬瓜排骨汤等。忌食辛辣、燥热、肥腻等生痰助湿的食物。

4. 肝肾不足:①肝肾阴虚者宜进食滋阴填精、滋养肝肾的食物,如枸杞子等。食疗方:虫草全鸭汤,忌辛辣香燥的食物;②肝肾阳虚者宜进食温壮肾阳,补精髓的食物黑豆、核桃、杏仁、腰果等。食疗方:干姜煲羊肉。忌食生冷瓜果及寒凉食物。

5. 气血亏虚:宜进食益气养阴的食物,如莲子、红枣、桂圆等。食疗方:桂圆莲子汤,大枣圆肉煲鸡汤等。

(三)用药指导

1. 中药汤剂宜温服,风寒痹阻者中药汤剂宜温热服用。痰湿阻络者涤痰化浊通络,佐以和胃降逆行,可用温汤,同时配用活血胶囊。气血亏虚者应气血双补,可服八珍汤,也可服用阿胶补血颗粒。

2. 遵医嘱应用血管扩张剂时,注意观察血压变化。

3. 服用祛风止痛、平肝定眩药物时,忌食含铁的食物或与西药铁剂同服。

(四)情志调护

1. 向患者介绍本病的发生、发展及转归,取得患者的理解和配合,多与患者沟通,了解其心理社会情况,及时消除不良情绪。

2. 介绍成功病例,帮助患者树立战胜疾病的信心。

3. 给予患者必要的生活协助,鼓励家属参与。

4. 有情绪障碍者,必要时请心理咨询医师治疗。

(五)中医适宜技术

1. 中药熏蒸

(1)目的:促进局部血液及淋巴循环,有利于局部水肿及炎症的吸收,消除局部肌纤维的紧张和痉挛。

(2)原理:是借用中药热力及药理作用熏蒸患处,以起到疏通腠理、祛风除湿、温经通络、活血化瘀的作用。

(3)在辨证论治的原则下,每日一次或者隔日一次给予具有活血通络的中药局部熏蒸。一般取穴颈夹脊、天柱、风池、曲池、悬钟、阿是穴。

2. 中频离子导入

(1)目的:通经活络,清热解毒,活血化瘀,消肿止痛。

(2)原理:利用直流电将药物离子通过皮肤或穴位导入人体,并作用于病灶,从而起到活血化瘀、软坚散结、抗炎镇痛等作用。

(3)遵医嘱辨证施术,取穴颈夹脊、肩中俞、肩外俞、肩井。

3. 艾灸

(1)目的:通经活络,行气活血,祛湿逐寒,消肿散结。

(2)原理:以艾绒为主要原料,制成艾柱或艾条等,选定的穴位或疼痛部位之上,通过艾的温热和药力作用刺激穴位或疼痛部位,从而起到温经散寒、扶阳固脱、消瘀散结、防治疾病的作用。

(3)遵医嘱辨证施术,取穴肩颈点、大椎、大杼、风池、曲池、肩中俞、肩外俞、肩井、颈夹脊。每次20分钟。

4. 穴位贴敷

(1)目的:通过特定部位药物吸收的直接作用和穴位刺激,激发精气的间接作用以达到治疗目的。

(2)原理:将药物制成一定剂型敷贴到人体穴位,通过刺激穴位,激发精气,发挥治疗的作用,补益肝肾、活血化瘀、温经散寒、祛风除湿。

(3)遵医嘱辨证施术,取穴颈夹脊、天柱、风池、悬钟,每日1次。

5. 中药热熨

(1)目的:疏通腠理,气血通,散热(或散寒)止痛,祛风除湿。

(2)原理:将中药加热后装入布袋,在人体局部或一定穴位上移动,利用温热之力使药性通过体表透入经络、血脉,从而起到温经通络、行气活血、散寒止痛、祛瘀消肿等作用。

(3)遵医嘱辨证施术,取穴风池、天柱、肩中俞、肩外俞、肩井。

6. 刮痧

(1)目的:疏通腠理,逐邪外出,防病治病。

(2)原理:在中医经络腧穴理论指导下,应用边缘钝滑的器具,如牛角类、砭石类等刮板或匙,蘸上刮痧油、水或润滑剂等介质,在体表一定部位反复刮动,使局部出现瘀斑,通过其疏通腠理,驱邪外出;疏通经络,通调营卫,调节脏腑功能,从而防治疾病。

(3)遵医嘱辨证施术,取穴风府、膀胱经、风池、肩井、肩髃。

(六)其他康复指导

1. 急性期卧床制动,头部前屈,枕头后部垫高,避免患侧卧位,保持上肢上举或抱头等体位,必要时在肩背部垫软垫。进行治疗或移动体位时,动作要轻柔。

2. 缓解期或手法整复 2~3 天后指导患者在颈托保护下行颈部拔伸、项臂争力、耸肩、扩胸等锻炼。可适当下床活动,避免快速转头、摇头等动作;卧位时保持头部中立位,枕头水平。

3. 康复期及手法整复 1 周后可下床进行肩部、上肢活动,在不加重症状的情况下逐渐增加活动范围。可间断佩戴颈围,开始进行仰首观天、翘首望月、项臂争力等锻炼,每天 2~3 次,每次 2~3 组动作,每个动作 10~15 次。

4. 康复后要长期坚持做耸肩、扩胸、项臂争力、颈部的保健"米字操"等锻炼,保持颈部肌肉的强度及稳定性,预防复发。

5. 眩晕的患者慎做回头望月、保健"米字操"等转头动作,或遵医嘱进行。

6. 各种锻炼动作要缓慢,以不疲劳为度,要循序渐进。

7. 附几种功能锻炼方法

(1)拔项法:吸气时头顶向上伸展,下颌微收,双肩下沉,使颈部后方肌肉紧张用力,坚持 3 秒钟,然后呼气放松。

(2)项臂争力:两手交叉,屈肘上举,用手掌抱颈项部,用力向前,同时头颈尽量用力向后伸,使两力相对抗,随着一呼一吸有节奏地进行锻炼。

（3）仰首观天：双手叉腰，先低头看地，闭口使下颌尽量紧贴前胸，停留片刻，然后头颈仰起，双眼看天，仍停留片刻，反复进行。

（4）回头望月：头部转向一侧，头顶偏向另外一侧，双眼极力向后上方观望，如回头望月状，坚持片刻，进行对侧锻炼。

（5）保健"米字操"：身体直立，双手自然下垂，挺胸、抬头，目视前方，颈部向左侧屈，吸气，复原时呼气，再向右侧屈。颈前屈，下颌贴胸。颈后伸到最大限度。头向左斜上方摆动至最大限度，再向右斜上方摆动至最大限度，配合呼吸。向左斜下方摆头至最大范围，再向右斜下方摆动至最大范围。整个过程就像头部在写出一个"米"字的感觉。

8. 佩戴颈托的方法及注意事项

（1）选择合适型号和材质的颈托。颈托的大小、高低要适宜，松紧以能放入 2 个手指为宜。高度为限制颈部活动，保持平视为宜。

（2）使用时应注意观察患者的颈部皮肤情况，防止颈部及耳郭、下颌部皮肤受压，必要时可在颈托内放置衬垫、小毛巾、软布等，定时清洁颈托和局部皮肤。

（3）起床时，先将前托放置好（将下颌放在前托的下颌窝内），一手固定前托，一手放置患者颈枕部，扶患者坐起，将后托放置好（一般长托在下），调节松紧度，固定粘扣。

（4）患者由坐位到平卧位时，先松开粘扣，去掉后托，一手扶持前托，一手放置患者颈枕部，协助患者躺下，去掉前托，调节好枕头的位置及高度。

（5）颈托佩戴时间，一般以 2~3 周为宜，一般整复后第 1 周内全天佩戴（睡觉时去除），第 2 周间断佩戴，不活动时可去除颈托，活动时佩戴，第 3 周坐车及颈部剧烈活动时佩戴。

（6）佩戴颈托时，需要配合颈部肌肉锻炼，以保持颈部的稳定性。

9. 围术期的护理

（1）手术前的护理

1）做好术前宣教，告知手术注意事项及相关准备工作，取得患者的配合，术前戒烟。

2）术前 3~5 天开始气管推移训练，用示指、中指及环指将气管自右向左推或拉，使气管超过正中线，牵拉的时间为 5~10 分钟/次，逐渐增加至 30~40 分钟/次，3~4 次/日，要求不能发生呛咳。

3）指导患者进行深呼吸及有效的咳嗽练习，并在床上练习使用便盆。

（2）手术后护理

1)手术后注意观察伤口有无渗血及四肢感觉运动的情况。

2)根据不同的麻醉方式,指导患者进食,如进食半流质易消化食物。

3)卧床期间预防并发症。

4)术后功能锻炼:肢体感觉恢复后指导患者做握拳、足趾背伸等小关节活动,48 小时做被动的直腿抬高活动,72 小时指导患者进行主动锻炼,以肌训练为主,如上肢练习手、抓、拿,下肢练习抬高和伸屈活动等。

5)3 周后,在颈部固定良好的前提下,协助患者下床活动。下床顺序:平卧(带好颈围)→床上坐起→床边立→有人协助离床→自己行走。保持头部中立位,防止突然转动头部发生意外。

妇科病证

第1节　异位妊娠

【疾病概述】

西医学中的异位妊娠是指受精卵于子宫体腔以外的部位妊娠,又称宫外孕。依受精卵在子宫腔外种植部位的不同,分为输卵管妊娠、卵巢妊娠、腹腔妊娠、阔韧带妊娠、宫颈及子宫残角妊娠等,以输卵管妊娠最为常见,约占异位妊娠的 95%。其发病部位尤以壶腹部最多,其次为峡部,再次为伞端,间质部妊娠最少。

中医学历代古籍中均未见异位妊娠的病名,但有其临床表现,于"妊娠腹痛""胎动不安"等疾病中有所散见。

一、证候特点

1. 气虚血瘀证:一侧小腹疼痛,拒按,腹部有压痛及反跳痛。可触及界限不清的包块,时有少量阴道出血,或头晕神疲,血压下降,面白心悸,或冷汗淋漓。舌质淡,苔薄白,脉细缓。治护原则:补气为主,同时还兼顾疏通血瘀,即益气养血,化瘀杀胚。

2. 气滞血瘀证:有停经史或有早孕反应,一侧小腹疼痛,或阴道出血淋漓,可触及膨大的软性包块,压痛,妊娠试验阳性或弱阳性,舌正常,苔薄白,脉弦滑。治护原则:活血化瘀。

3. 中医对本病的治疗原则是活血化瘀,并根据发病的不同阶段辨证施治。

(1)当腹腔内大量出血,阴血暴失,气随血脱,症见少腹剧痛、面色苍白、四肢厥冷、大汗淋漓,则要益气固脱,化瘀止血。

(2)当腹腔内出血基本已止,而瘀血内停,少腹胀痛拒按,乏力头晕,则要活血化瘀,益气扶正。

(3)当腹腔内包块已形成,除用活血化瘀之品外,应加强破瘀消肿。

(4)在输卵管妊娠发病过程中,常常可以伴随阳明腑实症的症状,表现为腹痛拒按,大便秘结,苔薄黄,腻质红,脉弦数,故必须注意疏通肠胃,清热泻下。

二、中西医结合健康指导

(一)生活起居

1. 保持环境安静舒适,空气流通。

2. 劳逸结合,勿做重体力劳动,合理安排休息与活动,尽量减少腹压,便秘者可用轻泻剂,预防包块破裂。

3. 不吸烟、不喝酒,注意孕前检查,积极治疗妇科疾病,正确掌握受孕时机。

4. 注意经期和性生活卫生,以减少炎症的发生。

5. 采取安全有效的避孕措施,避免人工流产。

6. 定期随访:出院后 1 个月或月经干净后,再去医院检查及复查 B 超。

(二)饮食指导

1. 饮食原则:宜食清淡、易消化、高蛋白、高热量、高维生素的食物。可供给鲜鱼、鸡、新鲜水果和蔬菜等,保持大便通畅,防止便秘和腹胀。术后恢复期宜多食营养丰富,益气补血、化瘀的食物,如大枣、桂圆、阿胶等。补养时间以 2 周为宜,身体虚弱、体质差、失血多者,可酌情适当延长补养时间。

2. 根据不同证型指导饮食

(1)气虚血瘀证:不可服用补酒,如麻油鸡酒、人参、当归药酒都宜在术后 1 周才可服用,因为可能出现影响子宫收缩,增加出血的问题。

(2)气滞血瘀证:行经紊乱者,忌食刺激性食物,如辣椒、白酒、醋、胡椒、姜等。这类食物均能刺激性器官充血,增加月经量,也忌食螃蟹、田螺、河蚌等寒性食物。少吃或不吃油腻、生冷食物。

3. 常用食疗方

(1)鸡蛋枣汤

1)处方:取鸡蛋 2 个,红枣数枚。

2)用法:红枣炖汤后,去枣放入鸡蛋,早晚服用。

3)功效:有补中益气和养血作用。

(2)荔枝大枣黄芪汤

1)处方:荔枝 6 枚,大枣 8 枚,黄芪 10g。

2)用法:黄芪和大枣加适量水,旺火烧开后小火炖,大枣煮烂后去渣,加入荔枝再烧 15 分钟即可。每日 2 次,并将荔枝肉和汤全部喝掉。

3)功效:具有补血生津的作用。适用于调养女性贫血及流产后的体虚。

(三)用药指导

1. 非手术治疗:对破裂或流产时间长的患者可采取非手术治疗,可依据条件给予补充血容量或酌情应用止血药物。服用活血化瘀药物时观察腹痛、阴道出血及有无胚胎组织物排出。在输注丹参注射液时,控制滴速,发现异常立即停药。但在保守治疗期间,必须密切观察生命体征及有无腹痛和阴道出血的情况,以防止因宫外孕破裂大出血引发的休克。

2. 甲氨蝶呤:宫外孕患者用甲氨蝶呤静脉滴注杀胚,并结合中药治疗,以活血化瘀,消症散积。甲氨蝶呤常见的不良反应有口腔及肠道黏膜损伤,引起口腔炎、胃炎,在用药前后做常规实验室检查,监测肝肾功能;嘱咐患者多喝水,以降低药物毒性。

3. 米非司酮:近年用于药物流产的新药,且疗效已被肯定,用于异位妊娠,使异位的绒毛变性,并引起胚胎死亡。一般与中药结合使用,可减少胚胎剥离创面出血量,加速胚胎组织的吸收。米非司酮最常见的不良反应是胃肠道反应,服用药物必须在医护人员的监护下使用,不能带回家自行使用;用药后需要按照医生的医嘱,随访到月经来潮后,以确定流产是否完全;用药后隔日测定 β-hCG,如下降≥15%,可改为每周测 1 次,直至测出正常值为止。通过 B 超观察盆腔包块有无缩小趋势,并用中药外敷以加速包块吸收。

(四)情志调护

心理因素对宫外孕患者的预后尤为重要,针对不同患者做好个性化心理护理,调摄情志,消除不良的精神刺激,保持乐观的情绪,使其能得到及时有效的救治。

1. 对病情危急出现失血性休克的患者,应迅速配合医生进行各项抢救处理,做好术前准备,心理护理及宣传术前教育,让患者减少顾虑及恐惧的心理,耐心向患者解释手术治疗目的及术前、术后的注意事项。

2. 手术患者术后最迫切的心情是了解自己的手术是否与诊断相符,是否成功,会不会影响生育。对于术后清醒的患者,护理人员要热情,适当地进行心理安抚,让患者安心治疗。

3. 进行针对性健康教育,广泛提高患者对宫外孕的认知程度。实行人性化护理,为患者提供更多的心理支持。

(五)其他康复指导

1. 在输卵管妊娠发病过程中,常常可以伴随阳明腑实症的症状,表现为腹痛拒按,大便秘结,苔薄黄、腻质红,脉弦数,故必须注意疏通肠胃,清热泻下。

2. 中药外敷也可加速包块吸收,药物组成有大枫子 15g,木鳖子 15g,铜绿15g,大枣 10 枚去核,混合均匀,外加热敷或理疗灯照射,每日 1 次,每次 20 分钟。可起到清热、活血化瘀的作用。

3. 日常生活中做好防治宫外孕的保健,以减少发生宫外孕的机会或防止出现严重后果。

4. 在产后、流产后和月经期要注意卫生,1 个月内禁房事,半年至 1 年内避孕。

5. 重视生活调摄,起居寒温要适宜。加强营养、合理饮食,调和五味。

6. 停经或如有早孕反应及不规则的阴道出血,应立即就诊。

7. 宫外孕术后运动应循序渐进,可使气血运行通畅,促使胃肠功能恢复,促进食欲,补充营养,使机体早日康复。术后 1 天,可做床上翻身、活动下肢、转动小腿(踝)关节等运动,但不可劳累。术后 2~3 天,可下床扶床档或床边走动,注意保护刀口,行动宜慢。术后 4~6 天,可逐步增加活动量,也可到室外散步,早、晚餐后 1 次,时间为 15~20 分钟。

8. 有异位妊娠病史的患者,再次异位妊娠的可能性会增加,应积极防治输卵管炎,对于还有生育需求的患者,应定期门诊随访。

第 2 节 癥瘕(子宫肌瘤)

【疾病概述】

　　子宫肌瘤又名子宫平滑肌瘤,是女性生殖器官中最常见的良性肿瘤,主要由平滑肌细胞增生而成,其间可有少量纤维结缔组织,其发生、发展及消退均与内分泌激素密切相关。该病多见于 30~50 岁的育龄期女性,20 岁以下少见,由于与内分泌激素相关,故绝经后肌瘤可逐渐萎缩。

　　中医学中无此病名,根据此病在临床上常以月经过多,经期延长,带下增多,腹内有肿块等为主要特点,可归属于"崩漏""带下""癥瘕"等范畴。其属于一种良性肿瘤。

一、证候特点

　　在中医学的病因中,本病归属为"石瘕""癥瘕",认为本病与女性经期和产后不慎摄生或风冷寒邪入侵相关,感受湿邪、热邪或湿热之邪,导致外邪与气血搏结,气血运行受阻,气滞血瘀纠结成"癥",以气滞、血瘀、痰湿及湿热多见。

　　1. 气滞血瘀型:小腹胀满,积块不坚,推之可移,或上或下,痛无定处。舌苔薄白而润,脉沉弦。治护原则:行气导滞,活血消癥。

　　2. 气虚血瘀型:包中积块坚硬,固定不移,疼痛拒按,伴有面色晦暗,肌肤乏润,月经量多或经期延后,口干不欲饮。舌质红,边有瘀点,脉象沉涩。治护原则:活血化瘀,消癥散结。

　　3. 痰湿型:下腹部包块,时有作痛,按之柔软,带下较多。偏寒则带下色白质黏腻,形体畏寒,胸脘满闷,小便多,舌苔白腻质暗紫,脉细濡而沉滑。偏热则带下色黄、质黏腻,有臭味,甚则如脓,胸闷烦躁,发热口渴,尿少色黄。舌苔黄而腻质红,脉弦大而滑数。治护原则:理气,化痰,消癥。

　　4. 湿热型:腰骶部酸痛,带下量多,颜色发黄,有异味,部分患者可出现低热。舌红苔黄腻,脉滑数。治护原则:清热,化湿。

二、中西医结合健康指导

(一)生活起居

1. 保持室内环境安静舒适,空气流通。

2. 大多数子宫肌瘤患者有经量增多、经期延长或白带增多的情况,此时要注意外阴清洁,勤换内衣,以免发生上行性感染。清洗时用清水,必要时可用洁尔阴、肤阴洁或日舒安洗剂,但避免盆浴。

3. 患者应注意房事不要过于频繁,以防损伤肾气,加重病情。且注意房事卫生,以防止外邪内侵,入里化热,凝滞气血,从而加重病情。

(二)饮食指导

1. 饮食原则:子宫肌瘤的形成与长期食用大量雌激素刺激相关,故肥胖女性子宫肌瘤的发病率明显升高。因此培养良好的饮食习惯对子宫肌瘤具有一定抑制作用。饮食要定时定量,不能暴饮暴食。坚持低脂肪饮食,多吃瘦肉、鸡蛋、绿色蔬菜、水果等。多吃五谷杂粮,如玉米、豆类等。常吃富有营养的干果种子类食物,如花生、芝麻、瓜子等。

长期出血的患者一般有不同程度的缺铁性贫血。鼓励患者摄入高蛋白、高维生素和含铁量丰富的食物,如瘦肉、肝、动物血、蛋黄、海带等。患者应忌烟酒,忌食辛辣食物。另外需要加强饮食调理,多从食物中吸收铁,以纠正贫血。谷物、豆类及各种蔬菜里也含有铁,但它们以与钙镁结合物的形式存在,不易吸收。因为动物性蛋白如肉、鱼、肝类所含的铁比谷物中所含的铁容易吸收,所以是纠正贫血的最好食物。因此,月经过多的患者要多食用谷物、鱼、肉、蛋、肝类,以预防贫血。

2. 根据不同证型指导饮食

(1)气滞、气虚血瘀型:饮食宜温热、柔软、富于营养,易于消化,忌食辛辣、生冷及肥甘厚味及食后胀气的食物,如芋头、红薯,可常食用藕粉、蜂蜜、莲子粥。当不愉快时,尽量不要进食;吃饭时切勿动怒,以免加重病情。

(2)痰湿型:饮食宜选用高热量、高蛋白、多维生素饮食,可食用赤小豆、薏米、山药、健脾化湿的食物,薏米粥有健脾利湿祛风的功能,可常食用,忌食油腻,肥甘厚味及寒凉、生冷的食物,以免助湿生痰。

(3)湿热型:饮食宜选用清热利湿的食物,如薏米、冬瓜等,忌食辛辣、生冷,肥甘厚味及食后胀气的食物。

3. 常用食疗方：子宫肌瘤患者平时可采用饮食疗法，取中药当归 5g，枸杞子 10g，桃仁 6g，党参 10g，洗净、砸碎，并与米一起熬粥，将药与粥一起服用，每次 1 碗，每日 2 次，疗程不限。此法有一定健脾补肾、活血化瘀作用，对治疗子宫肌瘤大有裨益。

(三)用药指导

1. 药物治疗适用于症状轻、近绝经年龄或全身情况不宜手术的患者。

(1)CnRH-a：用药 6 个月以上可产生围绝经期综合征、骨质疏松等不良反应，故长期用药受限制。一般应用长效制剂，每月皮下注射 1 次，常用药物有亮丙瑞林每次 3.75mg 或戈舍瑞林每次 3.6mg。

(2)米非司酮每日口服药量 12.5mg，作为术前用药或提前绝经使用。此药不宜长期使用，以防止出现拮抗糖皮质激素的不良反应。

(四)情志调护

介绍疾病相关知识，告知子宫肌瘤多为良性肌瘤，手术或药物治疗都不会影响健康和夫妻生活，与患者及家属一起制订康复计划，消除患者顾虑，帮助患者以良好的心态接受手术。

子宫肌瘤患者在日常生活中应注意调节情绪，防止大怒大悲，不要多思多虑，应尽量做到知足常乐、豁达，这样才可五脏调和，气行舒畅。只有气血和，才能百病不生。

(五)中医适宜技术

1. 内治法：瘀血内停是其主要病理，治疗以活血化瘀、软坚消瘤为主。但在具体治疗时，应根据患者体质的强弱、病情的虚实而确定攻补主次，行补虚散结开郁，或祛痰消痛，或清热养阴和消郁。

(1)气滞血瘀型：治疗宜疏肝理气、活血化瘀。方用逍遥散合桂枝茯苓丸，含有当归、赤芍、柴胡、茯苓、白术、桂枝、丹皮、桃仁、香附、陈皮、甘草等。用水煎服，每日 1 剂，每日服用 2 次。

(2)气虚血瘀型：治疗宜健脾补肾、活血化瘀。方用四君子汤、寿胎丸合桂枝茯苓丸，含有党参、白术、茯苓、菟丝子、杜仲、续断、桑寄生、当归、赤芍、川芎、桂枝、丹皮、桃仁、甘草等。用水煎服，每日 1 剂，每日服用 2 次。

(3)痰湿型：治疗宜除湿化痰、散结消癥。方用开郁二陈汤合消瘰丸，含有陈皮、茯苓、苍术、香附、川芎、木香、半夏、青皮、莪术、槟榔、元参、牡蛎、浙贝、甘草等。用水煎服,每日 1 剂,每日服用 2 次。

(4)湿热型:治疗宜清热解毒、化瘀消癥。方用五味消毒饮合桃红四物汤,含有银花、公英、野菊、地丁、桃仁、红花、当归、生地、赤芍、川芎、丹皮、丹参、白术、甘草等。用水煎服,每日 1 剂,每日服用 2 次。

2. 外治法:子宫肌瘤的治疗除以中药内服为主外,还可使用许多其他疗法,如药物灌肠、阴道给药、针灸治疗等。治疗途径的多样化,不仅改善了症状,缩短了病程,也提高了治疗效果。

(六)其他康复指导

1. 大多数子宫肌瘤患者常有下腹坠胀,腰酸背痛的感觉,在劳累时尤甚,因此,子宫肌瘤患者要注意劳逸结合,生活稳定,避免过重的体力劳动。

2. 浆膜下子宫肌瘤由于剧烈运动,易发生带扭转,此时患者可出现急性腹痛。因此子宫肌瘤患者可进行适当的锻炼,但要避免剧烈的体育运动。

3. 月经过多者,起床或站起时不要过猛,避免过劳或剧烈运动。

4. 术后注意腹部切口的护理,尽量避免做增加腹压的动作,如提重物及蹲、骑等动作及重体力劳动。

5. 术后阴道流血的观察:行肌壁间肌瘤或黏膜下肌瘤剔除术者,子宫壁有切口,这会导致术后有少量的阴道流血,一般不会超过 10 天;行子宫次全切除术后一般不会出血,但如宫颈切缘部位高,可能于月经来潮的日子有少许阴道流血,若出现大量的阴道流血,应立即去医院急诊进行检查;行子宫全切术后,10~15 天可能会有少量黄色的分泌物或血性分泌物,可观察几天,自然消退,如出现脓性分泌物,应去医院诊治、查明原因,并及时处理。

6. 术后 1 个月应门诊随访,了解术后康复情况。术后 3 个月内禁止房事及盆浴,每天要清洗外阴,如有异常分泌物或异味要及时就诊。

7. 定期进行妇科检查,对恶性病变,要做到早发现、早治疗。一经明确诊断为恶性肿瘤,要按照恶性肿瘤及早论治。

儿科病证

第 1 节　喘嗽(小儿肺炎)

【疾病概述】
　　喘嗽是由于感受风邪或小儿形气未充,肺脏娇嫩,卫外不固而引起的以发热、咳嗽、痰壅、气急、壁扇为主要临床表现的病症。重者可见张口抬肩,呼吸困难,面色苍白,口唇青紫等症状。
　　西医学中的小儿肺炎有此现象。

一、证候特点

1. 风寒闭肺:临床表现为恶寒发热,无汗,呛咳不爽,呼吸气急,痰稀色白,口不渴。苔薄白,脉浮紧,指纹浮红。治护原则:辛温开肺,化痰止喘。

2. 风热闭肺:表现为发热,恶风,微有汗出,口渴欲饮,咳嗽,痰稠色黄,呼吸急促,咽红。舌尖红,苔薄黄,脉浮数,或指纹紫滞。治护原则:辛凉宣肺,清热化痰。

3. 痰热闭肺:表现为发热烦躁,气促喘憋,鼻翼翕动,喉间痰鸣,痰稠色黄,或口唇青紫,面赤、舌红,苔黄腻,脉滑数。治护原则:清热涤痰,开肺定喘。

4. 毒热闭肺:持续高热,咳嗽剧烈,气急鼻翕,甚至喘憋,涕泪俱无,鼻孔干燥,面赤唇红,烦躁口渴,溲赤便秘。舌红而干,苔黄腻,脉滑数。治护原则:清热解毒,泻肺开闭。

5. 阴虚肺热:表现为低热盗汗,面色潮红,干咳无痰。舌质红而干,舌苔花剥,少苔或无苔,脉细数。治护原则:养阴清肺,润肺止咳。

6. 肺脾气虚:患儿病程迁延,低热起伏,气短多汗,咳嗽无力,面白少华,食欲缺乏,便溏,神疲乏力,四肢欠温。舌质偏淡,苔薄白,脉细无力。治护原则:补肺健脾,益气化痰。

二、中西医结合健康指导

(一)生活起居

1. 保持室内空气新鲜流通,温湿度适宜。风寒者病室宜温,风热者病室宜偏凉,夏秋季温度一般为24~28℃,湿度为50%~70%。每天上午、下午各通风一次,每次20~30分钟。

2. 室内勿放鲜花等可能引起过敏的物品,避免花粉及刺激性气体的吸入。

3. 加强口腔护理,可用银花甘草液或淡盐水漱口。

4. 尽量集中进行治疗及护理,以保证患儿能充分休息。

5. 发热喘咳期间,应让患儿卧床休息,喘憋明显的患儿给予半卧位,以减少机体氧耗和预防心阳虚衰等情况的发生。

6. 呼吸不畅的患儿应及时清除鼻痂、鼻涕及口腔积物,鼻腔里的鼻痂、鼻涕要用清水、吸鼻器或涂有液状石蜡的棉签清除;每日进食前后用板蓝根煎剂或银花甘草露清洗口腔,稀释痰液,并鼓励其咳嗽排痰。

7. 辨证起居

(1)风寒闭肺、肺脾气虚者要保持室内环境温暖,避免患儿复感风寒外邪。

(2)风热闭肺、痰热闭肺、毒热闭肺者,病室温度宜偏低,保持室内空气湿润,衣被不宜盖太厚,汗出应避风。

(3)阴虚肺热者,当盗汗过多时,要及时擦干并更换衣物,汗出应避风。

(4)肺脾气虚者,需要注意休息,避免过度耗气伤津,并加重病情。

(二)饮食指导

1. 患儿饮食以清淡、富营养、易消化为原则,多食蔬菜水果,忌食辛辣刺激、油腻荤腥的食物,以免助热生痰。

2. 患儿发热时宜给予流质食物,如牛乳、米汤、蛋花汤、菜汤等,热退后可加半流质食物,如稀饭、面条等,忌食肥甘、生冷、辛辣、干燥的食物,如肥肉、冷饮、辣椒、饼干等。

3. 喂食应耐心,每次喂食必须将头部抬高或抱起。气急鼻翕严重时,可暂时停止喂食,及时给予吸氧,症状缓解后再予以进食。

4. 辨证施食

(1)风寒闭肺:宜食辛温宣肺,化痰止咳的食物。食疗方:杏仁粥。咳嗽剧烈患儿,用苏叶煎取浓汁,兑姜汁频服,以散寒止咳。

(2)风热闭肺:宜食辛凉宣肺,清热化痰的食物。食疗方:食用薄荷、桑叶、鱼腥草等凉拌菜。患儿多饮水或梨汁、藕汁、荸荠汁、萝卜汁等生津解渴。

(3)痰热闭肺:宜食清热涤痰的食物。食疗方:白萝卜汤。可用冰糖炖梨,或冰糖炖柚子皮,频饮以清热化痰,宣肺止咳。喉间多痰气急时,可服饮鲜竹沥水 15~30mL,每日 3 次。

(4)毒热闭肺:宜食清热解毒的食物。食疗方:食用薄荷、桑叶、鱼腥草等凉拌菜。患儿多饮水或藕汁、荸荠汁等。

(5)阴虚肺热:宜食滋阴润肺的食物。食疗方:百合银耳粥。干咳患儿,用川贝粉蒸梨,或用百部、百合、杏仁、麦冬煎水频服。可食用各种果汁如梨汁、甘蔗汁、萝卜汁等养阴生津解渴。

(6)肺脾气虚:宜食健脾益气的食物。食疗方:山药莲子大枣粥。自汗患儿应多食党参粥、黄芪粥、山药粥等,可用黄芪、浮小麦、麻黄根煎水代茶饮,生黄芪 30g,党参 30g,甘草 15g,粳米 100g,红枣 10 枚熬粥服用;心阳虚衰患儿,宜低盐饮食,少食多餐。

(三)用药指导

1. 按时按量服用中药汤剂,并注意观察用药后的反应。

2. 辨证施药

(1)风寒闭肺患儿,汤药宜热服,服药后进食热饮,并加盖衣被,避免吹风,切忌大汗。

(2)风热闭肺患儿,汤药宜温服。

(3)痰热闭肺患儿,汤药宜温服,少量频服。若痰多黄稠,面色青紫者立即吸氧,并采用桑叶、知母各 15g,杏仁、前胡、白前各 10g,桔梗 6g,甘草、银花、鱼腥草各 20g,将其制成雾化液雾化吸入,以稀释痰液,促进排痰。

(4)毒热闭肺患儿,汤药宜凉服。大便干燥者,可于汤剂中加入清热通便药,或用大黄泡水,使热从下泄。

(5)阴虚肺热盗汗患儿,可用五倍子研末,用醋调成糊状,贴肚脐以敛阴止汗。

(6)肺脾气虚患儿汤药宜急煎,频频热服。

(四)情志调护

1. 加强与患儿沟通,减轻患儿因治疗或环境改变造成的恐惧感。

2. 可采用移情的方法稳定患儿情绪,避免烦躁,转移其注意力,使其能积极配合治疗。

(五)中医适宜技术

1. 艾灸

(1)目的:补中益气,回阳固脱。

(2)原理:以艾绒为主要原料,制成艾炷或艾条等,选定的穴位或疼痛部位之上,通过艾的温热和药力作用刺激穴位或疼痛部位,从而起到温经散寒、扶阳固脱、消瘀散结、防治疾病的作用。

(3)遵医嘱辨证施术,以近部取穴加远部取穴为取穴原则,面白肢冷者,可用隔姜灸百会、气海、关元,隔盐灸神阙穴。

2. 刮痧

(1)目的:疏通经络,活血化瘀。

(2)原理:在中医经络腧穴理论的指导下,应用边缘钝滑的器具,如牛角类、砭石类等刮板或匙,蘸上刮痧油、水或润滑剂等介质,在体表一定部位反复刮动,使局部出现瘀斑,通过其疏通腠理,驱邪外出;疏通经络,通调营卫,和谐脏腑功能,从而防治疾病。

(3)遵医嘱辨证施术,以随症取穴为原则,高热者,取穴背腧。

3. 放血疗法

(1)目的:调理气血。

(2)原理:以针刺某些穴位或体表小静脉而放出少量血液。

(3)遵医嘱辨证施术,高热者,以随症取穴为原则,取耳尖放血。亦可取穴十宣、八风、大椎,用三棱针点刺放血。

4. 小儿推拿

(1)目的:行气活血,扶正祛邪。

(2)原理:通过"手法"所产生的外力,在患者体表特定的部位或穴位上做功。

(3)遵医嘱辨证施术,高热者,以随症取穴为原则。将患儿取仰卧位,开天门50次,推坎宫50次,揉太阳50次,揉耳后高骨30次,清天河水300次,揉足三里30次,推涌泉穴300次,推脊柱;将患儿俯卧位,在小儿背部用中、示指的指腹在脊柱自上而下直推 50~100 次,每次 40~60 分钟,每日 2 次。

5. 拔罐

(1)目的:疏通经络,消炎止痛。

(2)原理:以罐为工具,利用燃烧、抽吸、蒸汽等方法形成罐内负压,使罐吸附于腧穴或相应体表部位,使局部皮肤充血或瘀血,从而起到温通经络、祛风散寒、消肿止痛、吸毒排脓等作用。

(3)遵医嘱辨证施术,以近部取穴为原则。啰音不退者,取肩胛双侧下部,5~10 分钟,每日 1 次,3~5 日为一个疗程。若啰音明显局限于单侧,可仅选单侧拔罐。

6. 中药贴敷

(1)目的:宣肺化痰消啰音。

(2)原理:将中药研末,调成膏状敷于穴位和反应点,以刺激穴位。

(3)遵医嘱辨证施术,以近部取穴为原则。用黄芩、黄连、大黄各等份,烘干研细末,过筛后用酒调成膏,敷胸背啰音密集处,有退热消啰音之效;用敷背散与新鲜大蒜以 5:4 的比例加入清水调成膏状,敷于肩胛间区或患儿肺部啰音较密集处,有宣肺化痰消啰音之效;肺脾气虚证可用炙白芥子、前胡、丁香、肉桂、桃仁个 5g,细辛 1.5g。研末,加凡士林调制,敷贴于肺俞、膈俞、膻中等穴。

第 2 节　小儿泄泻(小儿急性胃肠炎)

【疾病概述】

　　小儿泄泻是以大便次数增多,粪质稀薄或如水样为主要临床表现的一种小儿常见脾胃病证。中医认为,小儿脾胃虚弱、感受外邪、内伤乳食等均能导致脾胃运化功能失调而发生泄泻。小儿泄泻以夏秋季节更为多见,不同季节证候表现有所不同。轻症一般预后良好,处理及时,常很快痊愈。

　　西医学中的小儿腹泻包括感染性腹泻病(如病毒、细菌、寄生虫等)和非感染性腹泻病(症状性、过敏性及其他因素引起的腹泻)。

一、证候特点

1. 湿热泻型:大便呈黄褐色,稀水如蛋花汤样,泻下急迫,量多次频,气味臭秽,或见少许黏液,腹痛时作,食欲不振,或伴有恶心呕吐,神疲乏力,或见发热,口渴,小便短黄。舌质红,苔黄腻,脉滑数,指纹紫。治护原则:清肠解热,化湿止泻。

2. 风寒泻型:大便清稀,夹有泡沫,臭气不甚,肠鸣腹痛,或伴恶寒发热,鼻流清涕,或咳嗽。舌质淡,苔薄白或白腻,脉浮紧,指纹淡红。治护原则:疏风散寒,化湿和中。

3. 伤食泻型:大便稀溏,夹有乳凝块或食物残渣,气味酸臭,或如败卵,脘腹胀满拒按,泻前腹痛,泻后痛减,嗳气酸馊,或有呕吐,不思乳食,夜卧不安。舌苔厚腻,或微黄,脉滑实,指纹滞。治护原则:运脾和胃,消食化滞。

4. 脾虚泻型:大便稀溏,色淡不臭,多于食后作泻,时轻时重,面色萎黄,形体消瘦,神疲倦怠。舌质淡胖有齿痕,苔白,脉缓弱,指纹淡。治护原则:健脾益气,助运止泻。

5. 脾肾阳虚泻型:久泻不止,大便清稀,完谷不化,或见脱肛,形寒肢冷,面色淡白无华,精神萎靡,睡时露睛。舌淡,苔白,脉沉细弱,指纹淡。治护原则:温补脾肾,固涩止泻。

二、中西医结合健康指导

(一)生活起居

1. 保持病室空气新鲜流通。

2. 调摄寒暖,适时增减衣物,避免过热或受凉,注意腹部保暖。

3. 适当休息,重症患儿应卧床休息。

4. 感染性腹泻患儿应行床边隔离。患儿饮食用具及污染的尿布,除用清水清洗干净外,应煮沸消毒,并在阳光下曝晒,防止交叉感染。

5. 肛门周围皮肤护理:患儿每次大便后用温水清洗臀部和会阴部,用软毛巾擦干,必要时肛门周围涂以氧化锌软膏。如出现臀红或肛门周围灼痛者,可遵医嘱用黄柏适量煎水外洗,涂以植物油外扑青黛粉,以清热化湿。如已破溃,可涂以1%甲紫后暴露,保持局部干燥,或用红外线等照射,每次25分钟,每日2次,灯距臀部患处 30~40cm,照射时应有专人护理,以免发生意外。

6. 辨证起居:风寒泻型患儿,注意保暖,避免复感风寒,加重病情,可用热水袋外敷腹部,注意不要烫伤皮肤;湿热泻型患儿的病室宜凉爽。

(二)饮食指导

1. 合理控制饮食,减轻脾胃负担。

2. 轻症泄泻患儿,宜进食少纤维素、软烂等半流质饮食,忌食荤腥、肥甘、生冷、坚硬的食物。母乳喂养者,暂停辅食,延长喂养间隔时间,减少次数。

3. 重症泄泻及频繁呕吐患儿暂禁食,随着病情的好转逐渐增加饮食量,由少到多,由稀到稠。鼓励患儿多饮水及果汁以补充水分,可煮沸待温后喂食。

4. 辨证施食

(1)湿热泻型兼有发热患儿,宜食赤豆、冬瓜、茯苓,可用淡盐水、芦根、竹叶煎水代茶饮以清热利尿,或用藿香 15g,煎水频服,和中止泻,或白扁豆 20g,香薷15g,加水取汁,每日 3 次,温热服用,化湿和中,清暑解表。

(2)风寒泻型患儿,饮食宜辛温,用生姜 5g,红糖 10g 加水煮沸趁热顿服,温中散寒,止吐止泻。

(3)伤食泻型患儿,若出现呕吐,不宜急于止吐,应让其将宿食全部吐出,适当限制饮食,可暂时予以禁食。若腹泻好转,逐步增加食量,可用山楂、神曲各 15g,水煎取汁代茶饮,消食调中。

(4)脾虚泻型患儿,饮食宜热而软,少量多餐,不宜过饱,可用党参 6g,茯苓9g,大枣 5 枚,炒米 30g 加水煮粥,红糖调味,健脾止泻,或用八珍糕做点心,或怀山药研粉,每次 6~9g 用开水调成奶糊样服用,每日 3 次。

(5)脾肾阳虚泻型患儿,少量多餐,宜食辛温的食物,如河虾、糯米、干姜等,可常食用党参核桃粥、羊肉粥等温阳止泻;气阴两伤患儿,可用石斛 6g,甘草 2g,乌梅 3g,煎水代饮。

(三)用药指导

1. 口服中药汤剂时要按时按量,少量多次给予,应于西药间隔 30 分钟左右。

2. 注意观察用药后症状缓解的情况。

3. 辨证施药

(1)湿热泻型患儿,汤剂温服,黄芩、黄连等皆为寒凉的食物,故汤剂不宜久服,中病即止。

(2)风寒泻型患儿,汤药宜热服。

(3)伤食泻型患儿,汤药宜浓煎,根据伤食种类,可给予单味中药煎服,以助消化。伤于肉食者,焦山楂 15g 煎服;伤于面食者,炒莱菔子 15g、炒麦芽 15g 煎服;伤于谷类者,用鸡内金、神曲、谷麦芽各 15g 煎服,频频喂服,亦可选择神曲、焦山楂、焦麦芽各 9g,炙鸡内金 3g,加水 100mL,煎成 30mL,每日 1 剂,分 3 次服。

(4)脾虚泻型患儿,服药期间忌食生冷、辛辣油腻的食物。

(5)脾肾阳虚泻型患儿,可给予中药足浴,配方用胡椒、透骨草各 9g、艾叶 150g。

(四)情志调护

加强巡视,多关心、安抚患儿,消除其紧张情绪。在腹痛时,可通过分散其注意力以减轻疼痛。

(五)中医适宜技术

1. 小儿推拿

(1)目的:温中散寒,化湿止泻;消食导滞,和中助运;健脾益气,温阳止泻;培补肾元。

(2)原理:通过"手法"所产生的外力,在患者体表特定的部位或穴位上做功进行刺激。

(3)遵医嘱辨证施术,以远近相配为取穴原则。采取补脾经,推三关,补大肠,揉外劳宫,揉脐,推上七节骨,揉龟尾,按揉足三里等小儿推拿手法以缓解风寒泻型症状;采取补脾经,清大肠,揉板门,运内八卦,揉中脘,摩腹,揉天枢、鱼尾等手法以缓解伤食泻型症状;可采取补脾经,补大肠,推三关,摩腹,揉脐,推上七节骨,揉龟,捏脊等;久泻不愈者可外贴温脐膏,以缓解脾虚泻型症状;参考脾虚的推拿手法并配灸法,以缓解脾肾阳虚泻型症状。操作时使用滑石粉等介质。掐、拿、捏等较强的刺激手法,一般应在最后操作,以免刺激性过强,导致患儿哭闹而影响操作治疗。

2. 温灸

(1)目的:温中散寒,培补元气,回阳止泻。

(2)原理:使用点燃的艾绒放置体表腧穴或疼痛处,借灸火的温和热力及药物作用,进行经络传导。

(3)遵医嘱辨证施术,以远近相配为取穴原则。灸足三里、中脘、气海等,或者隔盐灸神阙以缓解风寒泻型患儿症状。采用隔盐姜灸神阙,隔姜灸关元、气海、足三里、天枢等穴位,以缓解脾肾阳虚泻型患儿症状。艾灸天枢、神阙、气海、关元、足三里,以缓解阴竭阳脱患儿症状。

3. 中药热熨

(1)目的:调和气血,疏通经络。

(2)原理:将中药加热后装入布袋,在人体局部或一定穴位上移动,利用温热之力使药性通过体表透入经络、血脉,从而起到温经通络、行气活血、散寒止痛、祛瘀消肿等作用。

(3)遵医嘱辨证施术,以近部取穴为取穴原则。用盐炒热装入布袋,温熨脐部以缓解伤食泻型患儿腹胀症状。

4. 穴位贴敷

(1)目的:疏风散寒,行气化湿。

(2)原理:将中药研末,调成糊状敷于穴位和反应点,以刺激穴位。

(3)遵医嘱辨证施术,以近部取穴为取穴原则。用丁香 2g,吴茱萸 30g,胡椒 30 粒,共研细末,每次 1.5~3g,黄酒或醋调成糊状,敷贴神阙穴,或用葱姜泥敷脐,葱 3~4 棵,生姜 10~15g,捣烂成泥,敷于神阙穴,用消毒纱布覆盖固定以缓解风寒泻型患儿症状。

5. 中药足浴

(1)目的:调和气血,祛寒除湿。

(2)原理:以中药煎水泡脚,以刺激脚部反射区和经络穴位。

(3)遵医嘱辨证施术,用鬼针草 60g,煎水泡脚,待水温稍降,以不烫灼皮肤为度,将患儿双脚浸泡水中以缓解湿热泻型症状。根据病情泡脚 20~30 分钟,每日 2~3 次,若水温转凉即中止。

6. 穴位注射

(1)目的:疏通经络,清热化湿。

(2)原理:将小剂量药物注入腧穴内,通过药物和穴位的双重作用,从而起到治疗疾病的作用。

(3)遵医嘱辨证施术,取穴脐下石门,注入生理盐水以缓解湿热泻型患儿泄泻不止的症状。

气血津液病证

消渴病(2型糖尿病)

【疾病概述】

消渴病常因禀赋不足,阴虚燥热所致。病位在肺、胃、肾。其以口渴多饮、善食易饥、饮一溲一为主要临床表现。

西医学中的糖尿病有此现象。

一、证候特点

1. 肝胃郁热证:脘腹痞满,胸胁胀闷,面色红赤,形体偏胖,腹部胀大,心烦易怒,口干口苦,大便秘结,小便色黄。舌质红,苔黄。治护原则:开郁清热。

2. 胃肠实热证:脘腹胀满,痞塞不适,大便秘结,口干口苦,或有口臭,或咽痛,或牙龈出血,口渴喜冷饮,饮水量多,多食易饥。舌红,边有瘀斑,舌下脉络青紫,苔黄。治护原则:通腑泄热。

3. 脾虚胃热证:心下痞满,胀闷呕恶,呃逆,纳呆,便溏,或肠鸣下利,或虚烦不眠,或头眩心悸,或痰多。舌淡胖,舌下脉络瘀阻,苔白腻。治护原则:辛开苦降。

4. 上热下寒证:心烦口苦,胃脘灼热,痞满不痛,或干呕、呕吐,肠鸣下利,手足及下肢冷甚。舌红,苔黄根部腐腻,舌下脉络瘀阻。治护原则:清上温下。

5. 阴虚火旺证:五心烦热,急躁易怒,口干口渴,渴喜冷饮,易饥多食,时时汗出,少寐多梦,溲赤便秘。舌红赤,少苔。治护原则:滋阴降火。

6. 气阴两虚证:消瘦,倦怠乏力,气短懒言,易汗出,胸闷憋气,脘腹胀满,腰膝酸软,便溏,口干口苦。舌淡体胖,苔薄白干或少苔。治护原则:益气养阴。

7. 阴阳两虚证:小便频数,夜尿增多,浑浊如膏脂,五心烦热,口干咽燥,耳轮干枯,畏寒肢冷,面色苍白,神疲乏力,腰膝酸软,脘腹胀满,食欲缺乏,五更泄泻。舌淡体胖,舌苔苍白而干。治护原则:养阴温阳。

二、中西医结合健康指导

(一)生活起居

1. 病室环境温度、湿度适宜,顺应四时,并及时增减衣物。

2. 起居有常,戒烟限酒。

3. 保持眼、口腔、会阴、皮肤等卫生。

4. 建立较完善的糖尿病教育管理体系,通过糖尿病健康大讲堂、小组式教育或个体化的饮食和运动,并为患者提供生活方式干预和药物治疗的个体化指导。

(二)饮食指导

根据患者的身高、体重、年龄、活动强度,计算每日的总热量,合理分配餐次。碳水化合物占总能量的 50%~60%,蛋白质占总能量的 15%~20%,脂肪占总能量的 20%~30%,饱和脂肪酸的摄入量不超过饮食总能量的 10%,每日胆固醇摄入量小于 300mg,食盐摄入量小于 6g,伴有高血压、水肿者每日摄入盐量不超过 2g;少食坚果类、油炸类食物及甜食。平衡膳食,定时、定量进餐。

1. 肝胃郁热证:宜食开郁清热的食物,如苦瓜、黄瓜、丝瓜、芹菜、莲子、银耳等。食疗方:苦瓜山药烧豆腐、凉拌黄瓜、丝瓜炒蘑菇等。

2. 胃肠实热证:宜食清利胃肠实热的食物,如芦荟、马齿苋、苦瓜、冬瓜、荞麦、燕麦片等。食疗方:凉拌马齿苋、冬瓜炒竹笋、苦丁茶等。

3. 脾虚胃热证:宜食补脾清胃热的食物,如山药、粟米、高粱、菠菜、赤小豆、鱼肉等。食疗方:山药芡实瘦肉粥等。

4. 上热下寒证:宜食清上温下的食物,如白萝卜、狗肉、党参、鲜芦根等。食疗方:白萝卜汁等。

5. 阴虚火旺证:宜食滋阴降火的食物,如甲鱼、老鸭、莲子、百合、银耳、茼蒿、枸杞、桑葚等。食疗方:菊花茶、枸杞茶、银耳莲子百合饮等。

6. 气阴两虚证:宜食益气养阴的食物,如瘦肉、蛋类、鱼肉、山药等。食疗方:皮蛋瘦肉粥等。

7. 阴阳两虚证:宜食温益肾阳、补肾滋阴的食物,如牛肉、羊肉、虾仁、韭菜、猪胰、干姜,黑豆、黑芝麻等。食疗方:韭菜炒虾仁、香菇木耳汤等。

(三)用药指导

1. 内服中药

遵医嘱用药,观察用药后的反应;中药汤剂根据证型予以温服或温凉服;中西药之间间隔 30 分钟以上。

(1)汤剂类:肝胃郁热证、胃肠实热证、气阴两虚证、阴虚火旺证者宜温凉服;阴阳两虚证者宜温服。

(2)口服降糖药要注意服用时间、方法及不良反应。

2. 注射用药

(1)中成药制剂建议单独使用,如需要联合给药,应考虑时间间隔或中性液体过渡。

(2)滴速不宜过快,孕妇及哺乳期慎用,有出血倾向者禁用丹红注射液、苦碟子注射液。

(3)用药过程中观察有无不良反应。

(4)胰岛素治疗者注射法、部位正确,观察有无低血糖反应。

(5)中药枕:遵医嘱将菊花、决明子、荞麦皮、绿豆皮、葛根碎片、白术等装成药枕,通过药物的散发作用以达到清肝明目之功效。

(四)情志调护

1. 多与患者沟通,了解其心理状态,增强其与慢性疾病做斗争的信心,以保持乐观心态。

2. 鼓励家属要理解和支持患者,避免受到不良情绪的影响。

3. 组织形式多样、寓教于乐的病友活动,开展同伴支持教育,介绍成功的病例,鼓励其参与社会活动。

4. 应用中医七情归属,了解患者情志状态,指导其采用移情易性的方法,分散患者对疾病的注意力,改变其不良习惯。

(五)中医适宜技术

1. 中药泡洗

(1)目的:缓解患者的关节疼痛、肿胀、屈伸不利,皮肤瘙痒等症状。

(2)原理:借助泡洗时洗液的温热之力及药物本身的功效,浸洗全身或局部皮肤,从而起到活血、消肿、止痛、祛瘀生新等作用。

(3)适用于下肢麻、凉、痛者,遵医嘱选用活血通络止痛之剂。水温以 37~40℃ 为宜,时间为 20~30 分钟,严防烫伤。

2. 耳穴贴压

(1)目的:遵医嘱选择穴位,解除或缓解口干、口渴的症状。

(2)原理:采用王不留行籽、莱菔子等刺激耳部上的穴位或反应点。通过经络传导,达到防治疾病的目的。

(3)根据病情需要选择耳穴。按相应部位取穴当机体患病时,在耳郭的相应部位上有一定的敏感点,它便是本病的首选穴位。

3. 穴位贴敷

(1)目的:用于缓解或消除糖尿病并发症下肢麻木、凉、疼等症状。

(2)原理:其是以中医经络学说为理论依据,将药物研磨成细末,用水、醋、白酒、蛋清、蜂蜜等调成糊状,或用凡士林制成软膏,再直接贴敷穴位。

(3)穴位贴敷疗法是在经络学说的指导下选取适当的穴位进行贴敷治疗。随证取穴,遵医嘱取穴手三里、足三里、涌泉等,首次贴敷 2 小时左右,以后每日一次,每次保留 4 小时,4 周为一疗程。

4. 艾灸

(1)目的:用于治疗糖尿病周围神经病变。

(2)原理:以艾绒为主要原料,制成艾柱或艾条,点燃后在肺俞、脾俞、大椎、神阙、足三里、关元等穴位熏灸,利用湿热及药物的作用,以达到温通经络、调和气血、消肿散结、祛湿散寒、回阳救逆的目的。

(3)随症取穴,适用于阳虚者,遵医嘱取穴肺俞、脾俞、大椎、神阙、足三里、关元等。

5. 穴位按摩

(1)目的:用于治疗糖尿病周围神经病变。

(2)原理:在中医基本理论指导下,运用手法作用于人体穴位。通过局部刺激,可疏通经络,调动身体抗病能力,从而起到防病治病、保健强身的作用。

(3)近部取穴,肢体麻木、疼痛、肢冷者取穴足三里、阳陵泉、三阴交、涌泉等;视物模糊按摩睛明、四白、丝竹空等穴位。

6. 中药保留灌肠

(1)目的:通过通利大便排出毒素,用于消渴病合并肾脏损害者,肾功能不全者。

(2)原理:将一定量的中药液,灌入直肠或结肠内,通过黏膜的吸收和物质的交换,通里攻下,清热解毒,行气活血以达到治疗的一种方法。其方法简便,吸收迅速,作用较快,还可以避免某些药物对胃黏膜的不良刺激。

(3)适用于消渴病合并肾脏损害者,遵医嘱选用解毒泄浊的药物。

(六)其他康复指导

1. 运动指导

(1)根据病情选择合适的有氧运动方式,如太极拳、气功、八段锦、五禽戏、散步、快走、慢跑、游泳等。运动项目的选择要与患者的年龄、病情、经济情况、文化背景及体质相适应。每周进行 2 次轻度或中度阻力性肌肉运动。

(2)运动选择在饭后 1 小时(第一口饭计时)左右,运动频率和时间为每周至少 150 分钟,如每周运动 5 天,每次 30 分钟,运动后脉搏宜控制在(170-年龄)次/分左右,以周身发热、微微出汗、精神愉悦为宜。

(3)血糖高于 16.7mmol/L,且有糖尿病急性代谢性并发症及各种心、肾等器官严重慢性并发症者,暂不宜运动。

(4)血糖低于 5.5mmol/L 的患者,运动前需要适量补充含糖食物,如饼干、面包等。

2. 自我监测

(1)学会自我规范监测血糖、血压、体重、腰围、臀围等,养成良好的记录习惯。

(2)每 3 个月检查 1 次糖化血红蛋白、心电图;每 6 个月检查 1 次肝肾功能、血脂、尿微量蛋白等。

(3)每年至少筛查 1 次眼底及外周血管、周围神经病变等。

肾系病证

第 1 节　慢性肾功能衰竭

【疾病概述】

慢性肾功能衰竭是因暴病涉及肾,损伤肾气或肾病日久所致。其是以急起少尿甚或无尿,继而多尿,或以精神萎靡,面色无华、口中尿味等为主要临床表现的一组病症。

西医学中各种原发性和继发性肾脏疾病持续发展的共同转归均有此现象。

一、证候特点

(一)正虚诸证

1. 脾肾气虚证:倦怠乏力,气短懒言,食少纳呆,腰酸膝软,脘腹胀满,便溏,口淡不渴。治护原则:健脾,补肾益气。

2. 脾肾阳虚证:畏寒肢冷,倦怠乏力,气短懒言,食少纳呆,腰酸膝软,腰部冷痛,脘腹胀满,便溏,夜尿清长。治护原则:温阳。

3. 气阴两虚证:倦怠乏力,腰酸膝软,口干咽燥,五心烦热,夜尿清长。治护原则:滋阴补气。

4. 肝肾阴虚证:头晕,头痛,腰酸膝软,口干咽燥,五心烦热,大便干结,尿少色黄。治护原则:补益肝肾,滋阴清热。

5. 阴阳两虚证:畏寒肢冷,五心烦热,口干咽燥,腰酸膝软,夜尿清长,大便干结。治护原则:以阴阳双补为主。

(二)邪实诸证

1. 湿浊证:恶心呕吐,肢体困重,食少纳呆,脘腹胀满,口中黏腻。治护原则:健脾化浊。

2. 湿热证:恶心呕吐,身重困倦,食少纳呆,口干口苦,脘腹胀满,口中黏腻。治护原则:清热化湿。

3. 水气证:全身浮肿,尿量少,心悸、气促,甚则不能平卧。治护原则:化气利水。

4. 血瘀证:面色晦暗,腰痛,肌肤甲错,肢体麻木。治护原则:活血化瘀。

5. 浊毒证:恶心呕吐,口有氨味,纳呆,皮肤瘙痒,尿量少,身重困倦,嗜睡,气促不能平卧。治护原则:解毒化浊。

二、中西医结合健康指导

(一)生活起居

1. 指导患者晨起做深呼吸屏气运动,在家属或医护人员的陪同下散步、练习八段锦等。

2. 协助患者进行自我保健方法,如按摩足三里、肾俞等穴,早晚各 1 次,每次15 分钟。

3. 遵循运动的个体化原则,协助患者制订运动计划,鼓励患者长期坚持,坚持持之以恒的原则。

4. 做好皮肤护理,宜用温水擦洗皮肤(忌用肥皂、乙醇),涂抹护肤品,减少皮肤瘙痒。

(二)饮食指导

施行持续性饮食营养管理,记录出入量,增加优质蛋白摄入。

1. 正虚诸证

(1)脾肾气虚证:宜食健脾补肾益气的食物,如炖服红枣、肉桂等。食疗方:红枣煲鸡粥(不宜与萝卜同食)。

(2)脾肾阳虚证:宜食温阳的食物,如肉桂、羊肉等。食疗方:羊骨粥等。

(3)气阴两虚证:宜食滋阴补气的食物,如玉竹、桑葚等。

(4)肝肾阴虚证:宜食补益肝肾,滋阴清热的食物,如红枣、枸杞子、山药、扁豆、薏米等。食疗方:红枣山药粥。

(5)阴阳两虚证:宜食阴阳双补的食物,如牛肉、羊肉、韭菜、山药等。

2. 邪实诸证

(1)湿浊证:宜食健脾化浊的食物,如薏米、白扁豆、山药等。食疗方:薏米煲瘦肉。

(2)湿热证:宜食清热化湿的食物,如赤小豆、薏米、冬瓜等。食疗方:薏米煲鲫鱼。

(3)水气证:宜食化气利水的食物,如冬瓜、丝瓜等。食疗方:萝卜煲瘦肉。

(4)血瘀证:宜食活血化瘀的食物,如葡萄、慈姑、桃子等。食疗方:桃仁粉冲服。

(5)浊毒证:宜食解毒化浊的食物,如绿豆、赤小豆、薏米等。食疗方:绿豆薏米粥。

(三)用药指导

1. 中药汤剂宜浓煎,少量频服。

2. 避免使用损伤肾脏的药物。

3. 百令胶囊不宜与感冒药同用。

(四)情志调护

1. 语言疏导法:运用语言与患者沟通,引导患者化郁为畅,疏泄情志。

2. 移情易志法:鼓励患者采用一些自我放松的方法,如听音乐、放松操等。

3. 鼓励患者间相互交流体会。

4. 加强肾脏替代治疗的宣传教育,缓解患者的心理压力。

(五)中医适宜技术

1. 耳穴贴压

(1)目的:疏通经络,调节脏腑气血功能,促进身体的阴阳平衡。

(2)原理:用胶布将王不留行籽、莱菔子或磁珠等丸状物粘贴于耳郭上的穴位或反应点,给予适度的揉、按、捏、压,使其产生热、麻、胀、痛等刺激感应,即“得气”感。

(3)遵医嘱辨证施术,取穴心、内分泌、肾、神门、交感等,在耳穴对耳内侧缘中点、上部、下部,用耳穴探测器探测其阳性反应。

2. 穴位按摩

(1)目的:温经通络,推动精气运行,调节脏腑功能。

(2)原理:以拇指着力按压在经络腧穴部位,带动皮下组织做环形运动的手法,以局部穴位透热为度。

(3)遵医嘱辨证施术,取穴肾俞、气海、关元、足三里、三阴交等。

3. 艾灸

(1)目的:温经散寒,扶阳固脱,消瘀散结,防治疾病。

(2)原理:采用点燃的艾条悬于选定的穴位或疼痛部位之上,通过艾的温热和药力作用刺激穴位或疼痛部位,使患者局部有温热感为宜,至皮肤出现红晕为度。

(3)遵医嘱辨证施术,取穴神阙、肾俞、气海、关元、足三里、三阴交等。

4. 穴位贴敷

(1)目的:通经活络,活血化瘀。

(2)原理:将药物研成细末,用水、醋、蜂蜜等介质制成一定剂型,敷贴到人体穴位,刺激穴位,激发精气。

(3)遵医嘱辨证施术,取穴神阙、肾俞、气海、关元、足三里、三阴交等。

(六)其他康复指导

适当运动,如太极拳、八段锦等,注意劳逸结合,避免劳累和重体力活动。应注意保护和有计划地使用血管,尽量保留前臂、肘等部位的大静脉,以备用于血液透析治疗。

第2节　肾风(IgA 肾病)

【疾病概述】

　　肾风(IgA 肾病)因感受外邪、饮食不节、禀赋薄弱、劳倦过度所致。以血尿、泡沫尿、水肿、尿量异常、高血压等为主要临床表现。

　　西医学中指的是肾小球系膜区以 IgA 为主的免疫复合物沉积,是最常见的原发性肾小球疾病。

一、证候特点

1. 气阴两虚证:主症为微量泡沫尿(尿蛋白定量小于 1.0g/24h)或兼有少量异形红细胞尿;次症为腰酸,乏力,口干,目涩,手足心热,眼睑或足跗水肿,夜尿多。治护原则:益气养阴。

2. 脉络瘀阻证:主症为持续性镜下异形红细胞尿;次症为腰部刺痛,或久病(反复迁延不愈病程 1 年以上);皮肤赤红缕,蟹爪纹路,肌肤甲错。治护原则:活血散结,补气行气。

3. 风湿内扰证:主症为尿多泡沫(尿蛋白定量大于 1.0g/24h)或兼有异形红细胞尿;次症为水肿,腰痛,困重,头身、肌肉、肢节酸楚,皮肤瘙痒,恶风。治护原则:祛风除湿。

二、中西医结合健康指导

(一)生活起居

1. 保持病室静谧清爽,起居有时,避风寒,防感冒。

2. 保持口腔、皮肤、会阴清洁,防止感染。

3. 避免肾损害加重因素,如扁桃体症状明显且反复发作者,可于急性炎症控制后,择期手术摘除;慎用损伤肾的药物等。

4. 监测血压的变化,观察有无水肿出现等。

5. 适当运动有利于增强体质,如太极运动等。

6. 指导患者进行中医特色的自我保健方法,如按摩足三里、肾俞穴等,以补益肾气。

(二)饮食指导

1. 气阴两虚证:宜食益气养阴之物。忌食辛辣、生冷、油腻的食物。可选用莲子、红枣、山药、木耳等食物。

2. 脉络瘀痹证:宜选用活血散结、补气行气的食物,可选用山楂、香菇、大蒜、葱、姜等。

3. 风湿内扰证:以祛风除湿为主,少食肥甘厚味,忌过饱。可选用薏米、冬瓜、茯苓、丝瓜、苦瓜等。肾风病出现肝风内扰时,更应重视低盐饮食。饮食中也可适当补充增强身体免疫力的食物。

4. 针对肾风病(慢性肾脏病 3 期以上)的患者,宜选择优质低蛋白饮食,如鱼、肉、蛋、奶等。

(三)用药指导

1. 服用雷公藤多甙片嘱患者不应随意减量或停药。

2. 感冒发热者不宜服用六味地黄丸。

3. 百令胶囊不宜与感冒药同用。

4. 有出血倾向者禁用丹参注射液。

5. 降压药物不可随意增减药物剂量或停药。

(四)情志调护

1. 顺情从欲:本病的病程长,病情易反复,患者抑郁善忧,情绪不宁,护士应积极疏导患者的不良情绪,以化郁为畅,疏泄情志。

2. 说理开导:使用激素、免疫抑制剂的患者担心副作用,心理压力大,护士应多与患者沟通,了解患者心理状况,做好针对性解释工作,给予心理支持。

3. 自我放松:鼓励患者采用一些自我放松的方法,如听音乐、放松操等,达到怡养心神、舒畅情志的效果。

4. 分心移情:生活中培养自己的兴趣爱好,鼓励患者参与力所能及的家务和社会活动,如种花植草、烹饪、棋艺等。

(五)中医适宜技术

1. 耳穴贴压

(1)目的:疏通经络,调节脏腑气血功能,促进身体的阴阳平衡。

(2)原理:用胶布将王不留行籽、莱菔子或磁珠等丸状物粘贴于耳郭上的穴位或反应点,给予适度的揉、按、捏、压,使其产生热、麻、胀、痛等刺激感应,即"得气"感。

(3)遵医嘱辨证施术,取穴心、内分泌、肾、神门、交感等,在耳穴对耳内侧缘中点、上部、下部,用耳穴探测器探测其阳性反应。

2. 穴位按摩

(1)目的:温经通络,推动精气运行,调节脏腑功能。

(2)原理:以拇指着力按压在经络腧穴部位,带动皮下组织做环形运动的手法,以局部穴位透热为度。

(3)遵医嘱辨证施术,取穴肾俞、气海、关元、足三里、三阴交等。

3. 艾灸

(1)目的:温经散寒,扶阳固脱,消瘀散结。

(2)原理:采用点燃的艾条悬于选定的穴位或疼痛部位的上面,通过艾的温热和药力作用刺激穴位或疼痛部位,使患者局部有温热感为宜,至皮肤出现红晕为度。

(3)遵医嘱辨证施术,取穴神阙、肾俞、气海、关元、足三里、三阴交等。

4. 穴位贴敷

(1)目的:通经活络,活血化瘀,扶正强身。

(2)原理:将药物研成细末,用水、醋、蜂蜜等介质制成一定剂型,敷贴到人体穴位,刺激穴位,激发精气。

(3)遵医嘱辨证施术,取穴神阙、肾俞、气海、关元、足三里、三阴交等。

(六)其他康复指导

保证足够的休息,如疾病活动期,大量蛋白尿、血尿均应严格卧床休息,病情缓解后再进行适当运动。指导患者进行中医特色的自我锻炼方法,如太极拳、八段锦等。定期复查,如出现水肿加重、发热、血压增高、尿量减少等症状,应及时就医。

风湿病证

痹证(类风湿性关节炎)

【疾病概述】

痹证是由于风、寒、湿、热等邪气闭阻经络,影响气血运行,导致肢体筋骨、关节、肌肉等处发生疼痛、重着、酸楚、麻木,或关节屈伸不利、僵硬、肿大、变形等症状的一种疾病。西医学中的类风湿性关节炎、风湿性关节炎、强直性脊柱炎、痛风、颈椎病、坐骨神经痛、骨关节炎等均属于此范畴。

本节着重就痹症中的类风湿性关节炎进行介绍，类风湿性关节炎是一种以侵袭性关节炎为主要表现的全身性免疫性疾病。中医上又称尪痹，是以关节变形、疼痛、肿胀、晨僵为主要临床表现的一组病症。

一、证候特点

1. 风湿痹阻证：肢体关节疼痛、重着，或有肿胀，痛处游走不定，关节屈伸不利。舌淡红苔白腻。治护原则：祛风通络，除湿散寒。

2. 寒湿痹阻证：肢体关节冷痛，肿胀、屈伸不利，局部畏寒，得寒痛剧，得热痛减。舌胖，舌质淡暗，苔白腻或白滑。治护原则：散寒除湿，活血通络。

3. 湿热痹阻证：关节肿痛，触之灼热或有热感，口渴不欲饮，烦闷不安，或有发热。舌质红，苔黄腻。治护原则：疏风除湿，清热通络。

4. 痰瘀痹阻证：关节肿痛日久不消，晨僵，屈伸不利，关节周围或皮下结节。舌暗紫，苔白厚或厚腻。治护原则：化痰行瘀，蠲痹通络。

5. 气血两虚证：关节肌肉酸痛无力，活动后加剧，或肢体麻木，肌肉萎缩，关节变形；少气乏力，自汗，心悸，头晕目眩，面黄少华。舌淡苔薄白。治护原则：补气益血，通筋活络。

6. 肝肾不足证：关节肌肉疼痛，肿大或僵硬变形，屈伸不利，腰膝酸软无力，关节发凉，畏寒喜暖。舌红，苔白薄。治护原则：补益肝肾，舒筋活络。

二、中西医结合健康指导

(一)生活起居

1. 居室环境宜温暖向阳、通风、干燥，避免寒冷刺激。

2. 避免小关节长时间负重，避免不良姿势，减少弯腰、爬高、蹲起等动作。

3. 每日适当晒太阳，用温水洗漱，坚持热水泡脚。

4. 卧床时保持关节功能位，行关节屈伸运动。

(二)饮食指导

1. 风湿痹阻证:宜食祛风除湿、通络止痛的食物,如鳝鱼、薏米、木瓜、樱桃等。食疗方:薏米粥、葱豉汤。

2. 寒湿痹阻证:宜食温经散寒、祛湿通络的食物,如牛肉、山药、枣、红糖、红小豆等。食疗方:红枣山药粥、黄酒烧牛肉等。

3. 湿热痹阻证:宜食清热祛湿的食物,如薏米、红豆、黄瓜、苦瓜、冬瓜、丝瓜、绿豆芽、绿豆等。食疗方:丝瓜绿豆汤、冬瓜薏仁汤。

4. 痰瘀痹阻证:宜食活血化瘀的食物,如山楂、桃仁、陈皮、薏米、绿豆等。食疗方:薏米桃仁汤、山芋薏仁粥等。

5. 气血两虚证:宜食补益气血的食物,如大枣、薏米、赤小豆、山药、阿胶、鸡肉、牛肉、乌骨鸡、黑芝麻、龙眼肉等。食疗方:大枣山药粥、乌鸡汤。

6. 肝肾不足证:宜食补益肝肾的食物,如甲鱼、山药、枸杞子、鸭肉、鹅肉、芝麻、黑豆等。食疗方:山药芝麻糊、枸杞鸭汤等。

(三)用药指导

1. 口服中药应与西药间隔 30 分钟,观察用药后效果及有无不良反应。

2. 中药汤剂宜在饭后 30~60 分钟服用,风寒湿痹者中药汤剂宜温服;热痹者中药宜偏凉服。

3. 使用蜈蚣、全蝎、马钱子等毒性药物时,注意观察患者有无唇、舌、手、足发麻,恶心及心悸等症状,一旦出现,及时通知医生并配合处理。

4. 用药酒治疗时,注意观察有无乙醇过敏反应。

5. 外用中药时,注意观察局部皮肤情况,避免交叉感染。

(四)情志调护

1. 多与患者沟通,了解其心理状态,及时给予心理疏导。同时鼓励患者与他人多交流。

2. 鼓励家属多陪伴患者,给予情感支持。

(五)中医适宜技术

1. 耳穴贴压

(1)目的:疏通经络,调节脏腑气血功能,促进身体的阴阳平衡。

(2)原理:用胶布将王不留行籽、莱菔子或磁珠等丸状物粘贴于耳郭上的穴位或反应点,给予适度的揉、按、捏、压,使其产生热、麻、胀、痛等刺激感应,即"得气"感。

(3)关节疼痛者遵医嘱辨证施术,取穴心、肾、神门、肝、脑等。

2. 穴位按摩

(1)目的:通过局部刺激从而疏通经络,调动身体的抗病能力。

(2)原理:在中医基本理论指导下,运用按、摩、推、拿、揉、搓、掐、点、叩、滚、捏、擦等手法作用于人体穴位。

(3)晨僵者可取穴双膝眼、曲池、肩髃、阿是穴。

3. 穴位贴敷

(1)目的:通过药物直接刺激穴位,并通过透皮吸收,达到活血化瘀、消肿定痛、行气消瘀等目的。

(2)原理:是以中医经络学说为理论依据,把药物研成细末,用水、醋、酒、蛋清、蜂蜜、植物油、清凉油、药液等调成糊状,再直接贴敷穴位,以此用来治疗疾病的一种无创、无痛的穴位疗法,其实质是一种融经络、穴位、药物为一体的复合性治疗方法,而不仅仅是单纯某一因素在起作用。

(3)根据症状取阿是穴,疲乏无力者可增加贴敷肾俞、脾俞、足三里。如局部皮肤色红,则禁止穴位贴敷。

4. 灸法

(1)目的:温通经络,调和气血,消肿散结,祛湿散寒。

(2)原理:以艾绒为主要原料,制成艾柱或艾条,点燃后在腧穴部位或患处熏灸,利用温热及药物的作用刺激穴位的一种操作方法。

(3)根据症状悬灸阿是穴,疲乏无力者加灸足三里、关元、气海。

(六)其他康复指导

1. 保持关节的功能位,并在医护人员指导下做康复运动,活动量应逐渐增加,避免突然剧烈活动。

2. 病情稳定后,可借助各种简单工具与器械,进行关节功能锻炼,如捏核桃、握力器、手指关节操等,锻炼手指关节功能;空蹬自行车,锻炼膝关节;进行踝关节屈伸运动等。逐步可进行太极拳、八段锦、练气功等活动。

皮肤病

第 1 节　蛇串疮(带状疱疹)

【疾病概述】

蛇串疮是一种皮肤上出现成簇水疱,呈带状分布,痛如火燎的急性疱疹性皮肤病。因皮损状如蛇行,故名蛇串疮;因每多缠腰而发,故又称缠腰火丹;本病又称之为火带疮、蛇丹、蜘蛛疮等。

西医学中的带状疱疹有此现象。本病是由潜伏在体内的水痘-带状疱疹病毒再激活所致,表现以沿单侧周围神经分布的簇集性小水疱为特征,常伴有显著的神经性疼痛。

一、证候特点

1. 肝经郁热证:常见于急性期。皮损鲜红,疱壁紧张,灼热刺痛,口苦咽干,烦躁易怒,大便秘结或小便色黄。舌质红,苔薄黄或黄厚。治护原则:清肝泻火,凉血解毒。

2. 脾虚湿蕴证:皮损色淡,疱壁松弛,伴疼痛,口不渴,食少腹胀,便溏。舌质淡,苔白或白腻。治护原则:健脾化湿,清热解毒。

3. 气滞血瘀证:常见于后遗神经痛期。皮疹消退后局部疼痛不止。舌质暗有瘀斑,苔白。治护原则:理气活血,化瘀通络。

二、中西医结合健康指导

(一)生活起居

1. 保持床单及衣物的整洁,穿着宽松、棉质的衣物,以避免摩擦皮损处,造成不适或创面感染。

2. 注意手卫生,勤修剪指甲,避免搔抓皮损。

3. 鼓励患者适当运动,如散步、做八段锦、打太极拳等。

(二)饮食指导

1. 肝经郁热证:宜食清肝胆之火的食物,如新鲜绿叶蔬菜、西瓜、冬瓜、黄瓜、橙子、苦瓜、绿豆,忌食腥发的食物。

2. 脾虚湿蕴证:宜食健脾利湿的食物,如山药、扁豆、大枣、红薯、薏米,忌食生冷的食物。

3. 气滞血瘀证:宜食行气、活血化瘀的食物,如白萝卜、柑橘、木耳、油菜、黑豆,忌食甜食及易胀气食物。

(三)用药指导

1. 内服中药:中药汤剂宜温服,密切观察用药反应,若发现异常,及时报告医生处理。

2. 注射给药:中药注射剂应单独使用,与西药注射剂联用时,应使用间隔液。

3. 外用中药:指导患者指肚大小的外用药膏,可涂双手掌大小面积的皮损处,并注意观察用药后的反应。

(四)情志调护

1. 主动和患者建立良好的关系,消除陌生感和紧张感。使患者愉快地配合治疗及护理。

2. 向患者讲解引起本病疼痛的原因、疾病的病程及缓解疼痛的方法,消除患者对疼痛的恐惧心理。

3.指导患者通过聊天、听广播等方式放松,转移注意力,以减轻疼痛。

(五)中医适宜技术

1. 拔罐

(1)目的:疏通经络,活血化瘀,解毒排脓。

(2)原理:以罐为工具,利用燃烧,抽吸等方法,使罐内形成负压,吸附于人体表面,使局部形成充血或者瘀血,刺激穴位,以达到防病治病的目的。

(3)遵医嘱辨证施术,先在皮损两端吸拔,接着沿带状分布,将火罐依次放在疱疹密集簇拥之处,火罐数按病灶而定,以排满为度,留罐15分钟,每日1次。

2. 耳穴贴压

(1)目的:疏通经络,调节脏腑气血功能。

(2)原理:用胶布将王不留行籽、莱菔子或磁珠等丸状物粘贴于耳郭上的穴位或反应点,给予适度的揉、按、捏、压,使其产生热、麻、胀、痛等刺激感应,即"得气"感。

(3)遵医嘱辨证施术,取穴肺、肝、内分泌、皮质下、肾上腺等,在耳穴对耳内侧缘中点、上部、下部,用耳穴探测器探测其阳性反应。

3. 火针

(1)目的:止痛消炎。

(2)原理:用一种特制的工具,经过加热烧红后采用一定的手法刺入人体腧穴或患处的一种针灸的治疗方法。

(3)遵医嘱辨证施术,常规消毒皮肤后,选用盘龙细火针在酒精灯上烧红后,垂直且快速地刺入水疱中央,使其碳化,并迅速将针拔出,此过程不超过 1 秒,出针后迅速用棉签按压针孔片刻。

第 2 节 白疕(牛皮癣)

【疾病概述】

牛皮癣是一种患部皮肤状如牛项之皮,厚而且坚硬的慢性瘙痒性皮肤病。在中医文献中,因其好发于颈项部,故称为摄领疮;因其缠绵顽固,故亦称为顽癣。本病以皮肤局限性苔藓样变,伴剧烈瘙痒为临床特征。

银屑病,俗称"牛皮癣",是一种常见易复发的慢性炎症性皮肤病,皮损特点为红色丘疹或斑块上覆盖多层银白色鳞屑。有一定季节规律,常冬重夏轻。主要患病人群为青壮年,无传染性。

一、证候特点

1. 血热证:新出皮疹不断增多,迅速扩大;皮损潮红,银白鳞屑,有筛状出血,瘙痒,可伴有尿黄,便干。舌质红,舌苔薄黄或白。治护原则:清热凉血,解毒消斑。

2. 血燥证:皮损淡红,干燥脱屑,可伴有皲裂,口干咽燥。舌质淡,舌苔少或薄白。治护原则:养血润燥,解毒祛风。

3. 血瘀证:皮损肥厚浸润,经久不退,颜色暗红,鳞屑附着紧密,女性可有痛经。舌质紫暗或有瘀点、瘀斑。治护原则:活血化瘀,解毒通络。

二、中西医结合健康指导

(一)生活起居

1. 保持床位清洁,选用柔软、纯棉制品,减少摩擦。

2. 保护皮肤,勤修剪指甲,防止搔抓及强力刺激;禁用热水烫洗,避免外伤及滥用药物。

3. 保证充足睡眠,避免过度疲劳,避免风、湿、热邪的侵入。

4. 鼓励患者加强健身和文体活动,可进行八段锦、太极拳等活动。

(二)饮食指导

1. 血热证:宜食清热凉血、清淡的食物,如雪梨、藕粉、莲子、西瓜等。食疗方:绿豆百合汤、地黄马齿苋粥。多饮水、忌狗肉、巧克力等热性食物。

2. 血燥证:宜食调理脾胃、平补清补、滋阴润燥的食物,如瘦肉、蛋类、鸭肉等。

3. 血瘀证:宜食健脾利湿、活血散瘀的食物,如薏米、山药、山楂、红糖等。

4. 瘙痒者禁食辛辣腥发动风的食物,如牛羊肉、鹿肉、狗肉、海鲜、辣椒、花椒等。

5. 皮损部位大量脱屑的患者,应提高蛋白质和微量元素摄入量,宜食禽、畜、蛋、奶、植物蛋白等,必要时可使用营养素补充剂。

6. 告知患者注意观察可能引起病情发作或加重的食物,避免食用可疑食物。

7. 建议选用蒸、煮、炖等方法烹制食物,避免烟熏、炙烤、油炸等。

(三)用药指导

1. 内服中药:中药汤剂宜温服,密切观察用药反应,若发现异常,及时报告医生处理。

2. 注射给药:中药注射剂应单独使用,与西药注射剂联用时,应使用间隔液。

3. 外用中药:指导患者根据一个指尖单位(即从一个管口直径为 5mm 的标准外用药膏管中所挤出来的药膏剂量, 可以覆盖从食指远端的褶皱处到食指尖部,大约重 0.5g)的外用药膏,以可涂双手掌大小面积的皮损原则,少量、均匀涂药,不可厚涂,注意观察用药后的反应。

(四)情志调护

1. 多与患者沟通,采用倾听、言语开导、移情易性、顺情解郁、暗示调理等方法,及时疏导患者。

2. 鼓励家属多陪伴患者,给予良好的家庭和社会支持。

(五)中医适宜技术

1. 走罐

(1)目的:疏通经络,活血化瘀,解毒排脓。

(2)原理:以罐为工具,利用燃烧、抽吸等方法,使罐内形成负压,吸附于人体表面,使局部形成充血或者瘀血,刺激穴位,以达到治病防病的目的。

(3)遵医嘱辨证施术,取适量自拟方药膏均匀涂抹于皮损处作为润滑剂,在肌肤丰厚、皮损肥厚处,用手推动杯罐,每部位 30 次。

2. 中药湿敷

(1)目的:使药物经肌腠毛窍、脏腑,通经贯络,作用于患处,通过疏通气血、软坚散结、祛风止痒等达到治疗的目的。

(2)原理:通过湿敷的传导与辐射作用,使局部因炎症而引起的灼热感得以减轻,发挥消炎、镇痛、止痒和抑制渗出的作用。

(3)遵医嘱辨证施术,对于皮损色红者,药液温度率为 20~25℃,以 6~8 层纱布浸湿,用双钳夹起或戴无菌手套将其拧干(以不滴水为度),将湿敷垫紧贴在患部(中间不能有空隙),每隔 20 分钟更换一次,持续时间 40 分钟,每日 1~2 次。

3. 封包

(1)目的:清热解毒,凉血祛湿,润燥止痒。

(2)原理:用塑料薄膜或绷带进行包裹,保留相应时间,以增加药物对局部皮肤的渗透。

(3)遵医嘱辨证施术,将辨证调配后的中药制成油剂或膏剂均匀涂抹于患处,用塑料薄膜或绷带进行包裹,保留相应时间,将药物涂抹均匀,不宜过多、过厚,以防毛孔堵塞。

(六)其他康复指导

1. 以中医理论为基础,辨证论治为原则,采用中药口服及中医特色的外治疗法能够有效控制本病的进展并延长缓解期。其中中药涂擦、熏蒸、封包、溻渍、药浴、火针、针刺、刺血拔罐、火罐、穴位埋线、放血、淀粉浴、封包等特色疗法,能显著改善皮损的症状,并无不良反应,且操作简便、价格低廉。

2. 指导患者生活规律,起居有常,合理调配饮食,戒烟戒酒。

3. 避免皮肤外伤,避免搔抓及使用可能致敏的化妆品(包括染发剂)和滥用药物。

4. 向患者讲解本病的特点、治疗过程、用药常识和注意事项等,以防复发。

5. 关注相关疾病,如自身免疫性疾病、心血管疾病和代谢综合征等。

肿瘤病证

第1节 乳腺癌

【疾病概述】

乳腺癌因正气不足、情志内伤、肝脾郁结、冲任失调,经络受阻,气血瘀滞,痰瘀互结于乳房所致。以乳房部结块、质地坚硬、高低不平,病久肿块溃烂、脓血污秽恶臭、疼痛日增为主要临床表现。本病属中医学"乳岩"范畴,中医文献中的"石痈"也包括乳腺癌。

西医学乳房肿瘤中的乳腺癌指原发于乳腺主质(乳腺导管系统和小叶)和间质(脂肪、纤维结缔组织、血管及淋巴管)的恶性肿瘤。

一、证候特点

1. 气滞痰凝:乳房肿块胀痛,两胁作胀,心烦易怒,口苦,头晕目眩。治护原则:疏肝理气,化痰散结。

2. 冲任失调:乳房肿块胀痛,两胁作胀,头晕目眩,月经失调,腰腿酸软,五心烦热,目涩,口干。治护原则:调理冲任,滋补肝肾。

3. 毒热蕴结:乳房肿块迅速增大,疼痛或红肿甚至溃烂翻花,分泌物臭秽等,或发热,心烦,口干,大便秘结。治护原则:清热解毒,消肿溃坚。

4. 气血两虚:疲倦乏力,精神不振,食欲不振,失眠多梦,口干少津,大小便失调。治护原则:益气养血,健脾补肾。

5. 气阴两虚:乏力,口干苦,喜饮,食欲缺乏,乏力,腰腿酸软,五心烦热。治护原则益气养阴,兼以解毒。

6. 瘀毒互结:肿瘤增长迅速,神疲乏力,食欲缺乏,消瘦,面色晦暗。或伴有疼痛,多为刺痛或胀痛,痛有定处,或伴有乳房肿块坚韧,若溃破则腐肉色败不鲜。治护原则:益气化瘀,解毒。

二、中西医结合健康指导

(一)生活起居

1. 生活起居要有规律,适当锻炼。如进行简化太极拳、八段锦、伸展运动等活动。

2. 手术后患者不要手提或肩挑重物,尽量将手臂置于高于心脏的位置。

3. 患侧肢体禁止提重物、用力甩动及进行采血、输液、测量血压等治疗,避免皮肤破损和感染。

4. 乳房切除的患者建议佩戴义乳。

5. 定期对健侧乳房进行自我检查。自我检查方法如下。

(1)双手下垂,观察乳房外形,有无隆起或凹陷,有无橘皮样改变,乳头有无回缩、溢液,乳晕有无湿疹。

(2)双臂高举过头,看乳房外形,有无不规律凹陷或凸起。

(3)仰卧,肩部垫薄枕,一侧手臂高举过头,使同侧乳腺平铺于胸壁,用对侧手沿顺时针方向仔细检查乳房各部位有无肿块。

(4)手臂放下,触摸腋窝有无肿大的淋巴结。

6. 乳腺检查:每月 1 次,宜在月经干净后 5~7 天进行。绝经后的女性宜在每月固定时间定时到医院检查。

7. 乳腺癌术后 5 年避免怀孕。

(二)饮食指导

1. 保持正常体重,饮食宜多样化,宜高热量、高维生素、富含叶酸、适量蛋白等易于消化吸收的食物,适当减少脂肪的摄入量,如少食肥肉、乳酪、奶油等。宜食海带、海藻、紫菜、牡蛎、芦笋、鲜猕猴桃等食物。

2. 术后宜服补气养血、宽胸利膈的食物。如橘子、苹果、罗汉果、龙眼肉、大枣、冬瓜、海参、薏米粥等。

3. 放疗期间,宜食生津养阴、清凉甘润的食物,如藕汁、雪梨汁、萝卜汁、绿豆汤、冬瓜汤、竹笋、西瓜、橙子、蜂蜜、甲鱼等。

4. 化疗期间,宜食促进消化、健脾开胃、补益气血的食物,如薏米粥、灵芝、桂圆、陈皮、香菇、木耳、萝卜、菠菜、金针菇等。

5. 恶心者,宜食促进消化、增加胃肠蠕动的食物,如生白萝卜捣汁饮用;呕吐者,进食止呕和胃的食物,如频服姜汤(生姜汁 1 汤匙,蜂蜜 2 汤匙,加开水 3 汤匙调匀)。

6. 乳腺癌晚期宜食营养丰富的食物,如鲫鱼、蚕蛹、哈士蟆油及新鲜蔬菜、水果等,少量多餐,细嚼慢咽。

7. 辨证食疗

(1)气滞痰凝:宜食疏肝理气,化痰散结的食物,如陈皮、丝瓜、李子、海带、紫菜等。食疗方:海带汤。

(2)冲任失调:宜食调理冲任,滋补肝肾的食物,如红枣、甲鱼、桑葚、黑木耳等。食疗方:红杞鲫鱼汤。

(3)毒热蕴结:宜食清热解毒,消肿溃坚的食物,如莲藕、苦瓜、葡萄、柠檬、大白菜、茄子、香菇等。食疗方:菱角汤或菱角薏米粥。

(4)气血两虚:宜食益气养血,健脾补肾的食物,如龙眼肉、大枣、茯苓、山药、黑芝麻等,多食瘦肉、牛奶及蛋类等。食疗方:小米大枣粥。

(5)气阴两虚:宜食益气养阴的食物,如黑木耳、银耳、鸭肉等。食疗方:莲藕小米粥。

(6)瘀毒互结:宜食解毒化瘀的食物,如苦瓜、丝瓜、海带、海蜇、马蹄等。食疗方:绿豆粥。

(三)用药指导

1. 遵医嘱用药,不可随意增减药量或停药。

2. 以清热解毒为主的中药宜餐后 30 分钟服用,以减少对胃黏膜的刺激。

3. 气滞痰凝证汤药宜 3 餐后凉服。

4. 气血两虚证汤药宜 3 餐后温热服。

(四)情志调护

1. 鼓励患者主动抒发心中的不良情绪,消除顾虑和恐惧,减轻心理压力,增加安全感,保持心情舒畅,心态稳定。

2. 关心体贴患者,鼓励家属多与患者交谈,多陪伴,取得朋友、亲人及爱人的理解、支持,正视现实,增强战胜疾病的信心。

3. 陶冶心情,以喜胜忧,指导患者使用转移注意力的方法,如阅读、倾听(音乐、广播)、写作、绘画、练书法等。

(五)其他康复指导

1. 尽早进行术后患肢爬墙功能锻炼。每天早、中、晚各 1 次,直至患肢与健肢爬墙的高度一致。每次爬墙后,前后活动上肢,并以健侧的手对患肢进行按摩。

2. 肢体肿胀时可遵医嘱在肿胀部位进行中药外敷或中药湿敷。

3. 进行适当锻炼:如太极拳、气功、八段锦、拉伸运动等。

第 2 节　胃癌

【疾病概述】

胃癌是由于正气内虚,加之饮食不节、情志失调等原因引起的,以气滞、痰湿、瘀血蕴结于胃,胃失和降为基本病理,以脘部饱胀或疼痛、纳呆、消瘦、黑便、脘部积块为主要临床表现的一种恶性疾病。在中医学属"噎膈""反胃""癥瘕""胃脘痛"范畴。

胃癌是我国常见的消化道恶性肿瘤之一,早期无明显症状,逐渐出现上消化道非特异性症状,包括上腹部不适、心窝部隐痛、食后饱胀感等。

一、证候特点

1. 脾气虚证:纳少,腹胀,便溏,气短,乏力。舌淡苔白,脉缓弱。治护原则:健脾益气。

2. 胃阴虚证:胃脘嘈杂,灼痛,饥不欲食,口干,口渴,便干。舌红少苔乏津,脉细数。治护原则:健脾益气。

3. 血虚证:体表肌肤黏膜组织呈现淡白,头晕乏力,全身虚弱。舌质淡,脉细无力。治护原则:补血益气。

4. 脾肾阳虚证:久泄久痢,水肿,腰腹冷痛,肢冷,便溏,乏力。舌淡胖,苔白滑,脉沉迟无力。治护原则:温补脾肾。

5. 热毒证:胃脘灼痛,消谷善饥,面赤,口渴喜冷饮,便干。舌红苔黄,脉滑数。治护原则:清热解毒。

6. 痰湿证:脾胃纳运功能障碍及胸脘痞闷,食欲缺乏。苔腻,脉濡而滑。治护原则:化痰利湿。

7. 血瘀证:固定疼痛、肿块、出血。舌质紫暗,或见瘀斑、瘀点,脉多细涩,或结、代、无脉。治护原则:活血化瘀。

8. 肝胃不和证:脘胁胀痛、嗳气、吞酸、情绪抑郁。舌淡红、苔薄白或薄黄,脉弦。治护原则:疏肝和胃。

二、中西医结合健康指导

(一)生活起居

1. 虚寒型患者住向以阳病室为宜,阴虚型患者以室温宜略低,凉爽湿润为宜。

2. 急性发作时宜卧床休息,注意防寒保暖,避免腹部受凉。

3. 做好安全评估,防止患者出现呕吐窒息、昏厥摔伤、自杀倾向等意外。

(二)饮食指导

1. 根据食滞轻重控制饮食,避免进食过饱。

2. 便秘者,指导患者进食富含膳食纤维的食物,如蔬菜、水果、粗粮等。

3. 腹胀者,指导患者进食增加肠动力的食物,如苹果、番茄、白萝卜等,避免产气食物的摄入。

4. 吞酸、嗳气者,应避免产酸的食物,如山楂、梅子、菠萝等。指导患者饭后不宜立即平卧,发作时宜取坐位,可小口频服温开水;若空腹时出现反酸、嗳气症状,应立即进食以缓解不适。

5. 根据证型指导患者饮食

(1)脾气虚证:宜食补中健脾的食物,如鸡蛋、瘦猪肉、羊肉、大枣、桂圆、白扁豆、山药、茯苓。

(2)胃阴虚证:宜食滋补胃阴的食物,如莲子、山药、百合、大枣、薏米、枸杞等。

(3)血虚证:宜食补气养血的食物,如大枣、桂圆、山药。

(4)脾肾阳虚证:宜食温补脾肾的食物,如羊肉、桂圆、肉桂、生姜等。

(5)热毒证:宜食疏肝清热的食物,如海带、紫菜、杏仁、绿豆、藕粉、菊花、蒲公英、金银花等。

(6)痰湿证:宜食清热除湿的食物,如荸荠、马齿苋、赤小豆等。

(7)血瘀证:宜食活血祛瘀的食物,如桃仁、山楂、大枣、赤小豆等。忌食粗糙、坚硬、油炸、厚味的食物,忌食生冷性寒的食物。

(8)肝胃不和证:宜食疏肝和胃的食物,如山楂、山药、萝卜、生姜、桂花等。

(三)用药指导

1. 胃黏膜保护剂应在餐前 30 分钟服用,以起保护作用。

2. 抑酸剂应在餐后 1 小时服用,以中和高胃酸。

3. 抗菌药时应在餐后服用,减少抗生素对胃黏膜的刺激。

4. 遵医嘱指导患者正确使用缓泻剂,保持肛周皮肤清洁,严重便溏者适量饮淡盐水。

5. 遵医嘱按时给药,晚期胃癌疼痛剧烈者,遵医嘱给予止痛剂。

6. 中药宜空腹时温服频服,服药后适当轻微活动,以助脾胃运化,同时要观察腹痛的症状,为防止呕吐,可嘱患者服中药前自行按摩内关穴位。

(四)情志调护

1. 针对患者忧思恼怒、恐惧紧张等不良情志,指导患者采用移情相制疗法,转移注意力。

2. 针对患者焦虑或抑郁的情绪变化,可采用暗示疗法或顺情从欲法。

3. 鼓励家人多与患者沟通,多陪伴患者,给予心理安慰和精神支持。

4. 鼓励患者间多交流疾病和防治经验,提高认识,增强治疗的信心。

(五)中医适宜技术

1. 穴位贴敷

(1)目的:通经活络,清热解毒,活血化瘀,消肿止痛,行气消痞。

(2)原理:将药物制成一定剂型,敷贴到人体穴位,通过刺激穴位,激发精气,从而起到通经活络、清热解毒、活血化瘀、消肿止痛、行气消痞的作用。

(3)遵医嘱辨证施术,如胃脘痛可取穴气海、天枢等。嗳气吞酸者可取穴足三里、天突、中脘、内关等。

2. 艾灸

(1)目的:温经散寒,扶助阳气,消瘀散结。

(2)原理:以艾绒为主要原料,制成艾柱或艾条等,选定的穴位或疼痛部位的面,通过艾的温热和药力作用刺激穴位或疼痛部位,从而起到温经散寒、扶阳固脱、消瘀散结、防治疾病的作用。

(3)遵医嘱辨证施术,胃脘痛者可取穴中脘、神阙、气海、关元等。吞酸、嗳气者可取穴肝俞、胃俞、足三里、中脘、神阙等。腹胀者可取穴中脘、肝俞等。便溏者以肚脐为中心,上、下、左、右旁开 3~5cm,时间 5~10 分钟。

3. 耳穴贴压

(1)目的:通过其疏通经络,调节脏腑气血的功能,促进身体的阴阳平衡,以达到防病治病的目的。

(2)原理:采用王不留行籽、莱菔子等丸状物贴压于耳郭上的穴位或反应点,通过其疏通经络,调节脏腑气血功能,从而防治疾病、改善症状。

(3)遵医嘱辨证施术,胃脘痛可取穴脾、胃、交感、神门等。吞酸、嗳气可取穴脾、胃、交感、神门等。便溏可取穴大肠、小肠、胃、脾等。便秘可取穴大肠、小肠、胃、脾等。

4. 穴位按摩

(1)目的:疏通经络,调动身体抗病能力,从而达到防病治病、强身健体目的。

(2)原理:在中医基本理论指导下,运用手法作用于人体穴位。通过局部刺激,可疏通经络,调动机体抗病能力,从而起到防病治病、强身健体的作用。

(3)遵医嘱辨证施术,如吞酸、嗳气时,可取穴足三里、合谷、天突等。便溏可取穴足三里、中脘、关元等。便秘可取穴足三里、中脘等。

5. 中药外敷

(1)目的:舒筋活络,祛瘀生新,消肿止痛,清热解毒。

(2)原理:将新鲜中草药切碎、捣烂,或是将中药末加辅形剂调匀成糊状,敷于患处或穴位,从而舒筋活络、祛瘀生新、消肿止痛、清热解毒、拔毒等功效。

(3)遵医嘱辨证施术,腹胀时保留时间 6~8 小时。

(六)其他康复指导

1. 规律饮食,少食多餐,细嚼慢咽,逐渐增加食量和食物种类。

2. 指导患者规律排便,适度增加运动量,餐后 1~2 小时,取平卧位,以肚脐为中心,顺时针方向腹部按摩,促进肠蠕动。

3. 定时监测营养状况,戒烟酒,保持情绪稳定乐观,劳逸结合,积极参加社会活动,提高生活质量。

4. 指导患者和家属了解本病的性质,掌握缓解疼痛的简单方法,以减轻身体痛苦和精神压力。

5. 适当锻炼:如太极拳、八段锦、气功等。

6. 按时服药,坚持治疗,定期复查。

第 3 节　结直肠癌

【疾病概述】

　　结直肠癌是由于机体阴阳失调、正气不足、脾胃虚弱,复因感受外邪、忧思抑郁、饮食不节,导致脾胃失和,湿浊内生,郁而化热,湿热下注浸淫肠道,气机阻滞,血运不畅,痰毒内停,痰、湿、瘀、毒互结,日久形成此病。本病相当于中医病名国家标准的肠癌,亦属于“肠蕈”“脏毒”“肠癖”“癥瘕”“锁肛痔”“便血”范畴。

　　西医学中的大肠癌是结肠癌及直肠癌的总称,是指发生在盲肠、阑尾、升结肠、横结肠、降结肠、乙状结肠、直肠及肛门等部位的恶性肿瘤,为常见的消化道恶性肿瘤之一。

一、证候特点

1. 脾肾阳虚证:腹胀隐痛,久泻不止,大便夹血,血色暗淡,或腹部肿块,面色萎黄,四肢不温。舌质淡胖,苔薄白。治护原则:温阳健脾。

2. 肝肾阴虚证:腹胀痛,大便形状细扁,或带黏液脓血或便干,腰膝酸软,失眠,口干咽燥,烦躁易怒,头昏耳鸣,口苦,肋胁胀痛,五心烦热。舌红少苔。治护原则:滋阴补肝肾。

3. 气血两亏证:体瘦腹满,面色苍白,肌肤甲错,食少乏力,神疲乏力,头昏心悸。舌质淡,苔薄白。治护原则:益气养血。

4. 痰湿内停证:里急后重,大便脓血,腹部阵痛。舌质红或紫暗,苔腻。治护原则:化痰利湿。

5. 瘀毒内结证:面色暗滞,腹痛固定不移,大便脓血,血色紫暗,口唇暗紫,或舌有瘀斑,或固定痛处。治护原则:化瘀软坚。

二、中西医结合健康指导

(一)生活起居

1. 居室宜安静、整洁,空气清新,温湿度适宜。

2. 适当运动,保持心情舒畅,提高机体抵抗力。

3. 保证充足的睡眠和休息,防止感冒。

4. 指导患者有序进行八段锦、简化太极拳等活动。

(二)饮食指导

1. 急性腹痛的患者诊断未明确时应暂禁食;腹泻的患者宜食健脾养胃及健脾利湿的食物,如胡萝卜、薏米等,严重腹泻者适量饮淡盐水。

2. 根据患者情况调节饮食,保肛手术者应多吃新鲜蔬菜、水果,多饮水,避免高脂肪及辛辣、刺激性食物;行肠造口者则需要注意进食易消化的熟食,避免食用过稀或过多的粗纤维食物及洋葱、大蒜、豆类等可产生刺激性气味或胀气的食物。

3. 根据证型指导患者饮食

(1)脾肾阳虚证:宜食温阳健脾的食物,如山药、桂圆、大枣、南瓜等。忌食生冷瓜果、寒凉的食物。食疗方:桂圆大枣粥。

(2)肝肾阴虚证:宜食滋阴补肝肾的食物,如芝麻、银耳、胡萝卜、桑葚等。忌食温热的食物。食疗方:银耳羹。

(3)气血两亏证:宜食益气养血的食物,如大枣、桂圆、莲子、鸡蛋等。食疗方:桂圆莲子汤。

(4)痰湿内停证:宜食化痰利湿的食物,如白萝卜、莲子、薏米、赤小豆等。忌食大温大热的食物。食疗方:赤小豆薏米粥。

(5)瘀毒内结证:宜食化瘀软坚的食物,如桃仁、紫菜、苋菜、油菜等。禁食酸敛类果品,如柿子、杨梅、石榴等。食疗方:桃仁紫菜汤。

(三)用药指导

1. 中药汤剂宜温频服,若使用胃管注入,应分次注入,注入后闭管 1~2 小时,服药后观察患者病情的逆顺变化。

2. 为防止呕吐可给予双侧内关穴位按摩。

3. 遵医嘱中药灌肠时,患者左侧卧位、抬高臀部 10cm,保留药液 20 分钟左右。

4. 攻下治疗后出现频繁排便者,注意保持肛周皮肤清洁。

5. 手足综合征或化学治疗导致手足麻木者,可采用中药泡洗法缓解症状。

6. 放化疗后出现恶心、呕吐者,可采用耳穴贴压疗法,以缓解胃肠道反应。

(四)情志调护

1. 鼓励家属多陪伴患者,亲朋好友给予情感支持,多与患者沟通,及时予以心理疏导。

2. 人工造瘘的患者自我形象紊乱突出,帮助患者接纳并主动参与造口护理,有条件者可参加造口患者联谊会,学习交流彼此的经验和体会,并重拾生活的信心。

3. 针对伴有情志障碍的肠癌患者,施以多种中医情志疏导疗法,包括静志安神法、怡悦开怀法、以疑释疑法、转移注意法、引导行气法,以及以情胜情法等类似个别心理治疗法、集体互助情志疏导疗法以及五行音乐疏导疗法。

(五)中医适宜技术

1. 穴位按摩

(1)目的:疏通经络,调动身体抗病能力,从而达到防病治病、强身健体的目的。

（2）原理：在中医基本理论指导下，运用手法作用于人体穴位。通过局部刺激，可疏通经络，调动身体抗病能力。

（3）遵医嘱辨证施术，腹胀者可取穴足三里、脾俞、大肠俞、肺俞等。腹泻可取穴中脘、天枢、气海、关元、脾俞、胃俞、足三里等。黏液血便可取穴中脘、百会、足三里、三阴交、脾俞、梁门等。便秘可取穴天枢、大横、腹衰、足三里等，气虚者加取穴关元、气海等。

2. 中药保留灌肠

（1）目的：清热解毒，软坚散结，泄浊排毒，活血化瘀。

（2）原理：将中药煎剂或掺入散剂，自肛门灌入，保留在直肠结肠内，通过肠黏膜吸收治疗疾病的一种方法。具有清热解毒、软坚散结、活血化瘀等作用。

（3）遵医嘱辨证施术，腹胀、黏液血便、便秘时，患者左侧卧位、抬高臀部10cm，保留药液 20 分钟左右。

3. 耳穴贴压

（1）目的：通过其疏通经络，调整脏腑气血的功能，促进身体的阴阳平衡，以达到防病治病的目的。

（2）原理：采用王不留行籽、莱菔子等丸状物贴压于耳郭上的穴位或反应点，通过其疏通经络，调节脏腑气血功能，从而起到防治疾病和改善症状的作用。

（3）遵医嘱辨证施术，腹胀可取穴大肠、脾、胃、交感、皮质下等穴；腹痛可取穴大肠、小肠、交感等。黏液血便可取穴肾上腺、皮质下、神门等。便秘可取穴便秘点、大肠、内分泌等。

4. 艾灸

（1）目的：温经散寒，扶助阳气，消瘀散结。

（2）原理：以艾绒为主要原料，制成艾柱或艾条等，选定的穴位或疼痛部位的上面上，通过艾的温热和药力作用刺激穴位或疼痛部位，从而达到温经散寒、扶阳固脱、消瘀散结、防治疾病的作用。

（3）遵医嘱辨证施术，腹胀可取穴神阙、关元、足三里等。腹泻可取穴关元、气海、足三里等。便秘可取穴关元、神阙、气海、足三里、上巨虚、下巨虚等。

5. 穴位注射

（1）目的：药物注入腧穴内，通过药物和穴位的双重作用，达到治疗疾病的目的。

（2）原理：穴位内进行药物注射的一种技术操作。将针刺及药物对穴位的渗透刺激作用和药物药理作用结合在一起,发挥综合效能达到治疗疾病的目的。

(3)取穴原则和依据:遵医嘱辨证施术,腹痛可取穴双侧足三里。

6. 中药离子导入

(1)目的:活血化瘀,软坚散结,抗炎镇痛。

(2)原理:中药离子导入仪通过电泳作用和电趋向性,产生一定的热效应和药离子化效应,直接从皮肤给药,使药物快速到达病灶,避免口服药物对胃肠道和肝肾的刺激。

(3)遵医嘱辨证施术,腹胀可取穴神阙、大肠俞、内关、脾俞、胃俞、肺俞等。

7. 穴位贴敷

(1)目的:通经活络,清热解毒,活血化瘀,消肿止痛,行气消痞,扶正强身。

(2)原理:将中药加工成药泥、药丸、药膏等制剂,外敷在选定穴位上,通过药物、腧穴和经络的共同作用治疗疾病。

(3)遵医嘱辨证施术,腹泻可取穴神阙、内关、足三里等。

(六)其他康复指导

1. 劳逸结合,适当运动,如散步、打太极拳、八段锦等。

2. 生活规律,饮食有节,多食用新鲜蔬菜水果及富含纤维素的食物,忌烟酒、辛辣刺激食物。

3. 有肠造瘘口患者,医生要指导患者及家属做好造瘘口的护理,及时更换粪袋,保持清洁。

4. 锻炼每日定时排便,逐渐养成规律的排便习惯,防止便秘和腹泻。

5. 保持情绪稳定、乐观,指导患者采用有效的情志转移方法,如深呼吸、全身肌肉放松、听音乐等。

6. 做好化疗的心理准备,树立战胜疾病信心。

7. 按时服药,定期复查。

第4节　肺癌

【疾病概述】

　　肺癌是由于正气内虚、邪毒外侵、痰浊内聚、气滞血瘀阻结于肺,肺失宣降所致,以咳嗽、痰中带血、胸痛、胸闷气促、发热等为主要临床表现。本病属于中医学的"肺积"等病的范畴。

一、证候特点

　　1. 肺脾气虚证:久咳痰稀,胸闷气短,神疲乏力,腹胀纳呆,浮肿便溏。治护原则:健脾补肺,益气化痰。

　　2. 肺阴虚证:咳嗽气短,干咳痰少,潮热盗汗,五心烦热,口干口渴。治护原则:滋阴润肺,止咳化痰。

　　3. 气滞血瘀证:咳嗽气短而不爽,气促胸闷,心胸刺痛或胀痛,痞块疼痛拒按,唇暗。治护原则:行气活血,化瘀解毒。

　　4. 痰热阻肺证:痰多咳重,痰黄黏稠,气憋胸闷,发热。治护原则:清热化痰,祛湿散结。

　　5. 气阴两虚证:咳嗽有痰或无痰,神疲乏力,汗出气短,午后潮热,手足心热,时有心悸。治护原则:益气养阴。

二、中西医结合健康指导

(一)生活起居

　　1. 居住环境整洁,定时开窗通风,空气清新,避免刺激性气味。

　　2. 生活起居要有规律,适当运动,以不感乏力、气短为宜。可选择散步、进行八段锦、简化太极拳锻炼、做呼吸操等。多到空气新鲜的自然环境中去。

　　3. 保证充分的休息,咳血者需要绝对卧床。

4. 注意四时气候变化,随时增减衣服,避免受凉,勿汗出当风,防止外感。

5. 戒烟戒酒,避免被动吸烟。

6. 经常做深呼吸,尽量把呼吸放慢。

(二)饮食指导

1. 饮食宜清淡,宜食养阴清肺、止咳化痰、富营养高热量的食物,多食新鲜水果、蔬菜,忌食生冷、煎炸、燥热、肥甘厚味、寒湿生冷及辛辣刺激的食物。

2. 手术后患者,饮食以补气养血为主,选用杏仁露、莲子、山药、冬瓜子、白萝卜等食物。

3. 放射治疗后肺阴大伤,饮食以滋阴养血为主,选用新鲜蔬菜水果、枇杷果、核桃仁、枸杞果等。

4. 化学治疗后气血两伤,饮食以补益气血为主,选用甲鱼、鲜鲤鱼、银耳、香菇、燕窝、银杏等。

5. 辨证食疗

(1)肺脾气虚证:进食健脾补肺,益气化痰的食物,如糯米、山药、鹌鹑、乳鸽、牛肉、鱼肉、鸡肉、大麦、白扁豆、南瓜、蘑菇等。食疗方:糯米山药粥。

(2)肺阴虚证:进食滋阴润肺止咳化痰的食物,如蜂蜜、核桃、百合、银耳、秋梨、葡萄、萝卜、莲子、芝麻等。食疗方:核桃雪梨汤。

(3)气滞血瘀证:进食行气活血,化瘀解毒的食物,如山楂、桃仁、大白菜、芹菜、白萝卜、生姜、大蒜等。食疗方:白萝卜丝汤。

(4)痰热阻肺证:进食清热化痰,祛湿散结的食物,如生梨、白萝卜、荸荠等,咳血者可吃海带、荠菜、菠菜等。食疗方:炝拌荸荠海带丝。

(5)气阴两虚证:进食益气养阴的食物,如莲子、桂圆、瘦肉、蛋类、鱼肉,山药、海参等。食疗方:皮蛋瘦肉粥、桂圆山药羹。

(三)用药指导

1. 止咳糖浆不要用水稀释,避免污染瓶口,可存放在阴凉避光处。

2. 益肺清化膏餐后 30 分钟口服,忌食辛辣、油腻的食物。

3. 肺瘤平膏餐后 30 分钟后温水冲服,腹泻、咳血者禁用。

4. 出血者中药汤剂凉服。

(四)情志调护

1. 采用暗示疗法、认知疗法、移情调志法,帮助患者建立积极的情志状态。

2. 鼓励家属多陪伴患者,多与患者沟通,了解其心理状态,亲朋好友给予情感支持。

3. 可指导患者倾听五音中的商调音乐,抒发情感,缓解紧张焦虑的状态,从而起到调理气血的作用。

4. 过忧伤肺,切勿大喜大悲,保持心态平和,情绪乐观稳定。

(五)其他康复指导

1. 进行呼吸功能训练以有效改善肺功能。

(1)腹式呼吸训练:取立位(体弱者可取半卧位或坐位),左、右手分别放在腹部和胸前。全身肌肉放松,静息呼吸。吸气时用鼻吸入,尽力挺腹,胸部不动;呼气时用口呼出,同时收缩腹部,胸廓保持最小活动幅度,慢呼深吸,增加肺泡通气量。每分钟呼吸 7~8 次,如此反复训练,每天 2 次,每次 10~20 分钟,熟练后逐步增加次数和时间,使之成为呼吸习惯。

(2)缩唇呼吸训练:用鼻吸气,用口呼气,呼气时口唇缩拢似吹口哨状,持续缓慢呼气,同时收缩腹部。吸与呼时间之比为 1:2 或 1:3,缩唇的程度与呼气流量由患者自行选择调整, 以距口唇 15~20cm 观处同水平的蜡烛火焰随气流倾斜又不致熄灭为宜。

2. 发热时可选择合谷、曲池等穴位进行按摩。食欲不振时可选择足三里、内关等穴位按摩。恶心、呕吐时可选择合谷、内关等穴位按摩。

第5章　康复疗法

第1节　降压操

【概述】

降压操根据中医学"平肝息风"的理论,加以按摩,可以调整微血管舒缩作用,解除小动脉痉挛,疏通气血、调和阴阳,对于高血压的预防和治疗有明显作用。

一、适用人群

中老年人和高血压患者。

二、注意事项

1. 穴位要准确,手法要适当,以局部酸胀、皮肤微红为度。

2. 如穴位处患疮病,应治愈后再操作。

3. 过饥或过饱,均不宜做操。

4. 本操适用于中老年人预防高血压,是配合疗法的辅助操,可根据自我不适选取其中动作,如用脑过度或午后感头胀可先做摩头清脑。

三、操作步骤

1. 预备动作:坐在椅子或沙发上,姿势自然端正,正视前方,双臂自然下垂,双手手掌放在大腿上,膝关节呈90°,双脚分开与肩同宽,全身肌肉放松,呼吸均匀。

2. 按揉太阳穴：顺时针旋转一周为一拍，约做 32 拍。

3. 按揉百会穴：双手手掌紧贴百会穴，旋转一周为一拍，共做 32 拍。

4. 按揉风池穴：用双手拇指按揉双侧风池穴，顺时针旋转一周为一拍，共做 32 拍。

5. 摩头清脑：双手五指自然分开，用小鱼际从前额向耳后按摩，从前至后弧线行走一次为一拍，约做 32 拍。

6. 擦颈：用左手掌大鱼际擦抹右颈部胸锁乳突肌，再换右手擦左颈，一次为一拍，共做 32 拍。

7. 揉曲池穴：按揉曲池穴，先用右手再换左手，旋转一周为一拍，共做 32 拍。

8. 揉关宽胸：用拇指按揉内关穴，先揉左手后揉右手，顺时针方向按揉一周为一拍，共做 32 拍。

9. 引血下行：分别用左右手的拇指按揉左右小腿的足三里穴，旋转一周为一拍，共做 32 拍。

10. 扩胸调气：双手放松下垂，然后握空拳，屈肘抬至肩高，向后扩胸，然后放松还原。

第 2 节　易筋经

【概述】

　　易筋经是一种身心并练、内外兼修的功法。通过活动肌肉、筋骨，注重关节间的扭转与牵拉，突出伸筋拔骨、刚柔相济，着眼于身体多维度、多方位的舒展屈伸，从而使全身经络、气血通畅，起到防治疾病、延年益寿、促进健康的作用。长期练习易筋经，可改善心血管系统、呼吸系统、消化系统的功能，以及提高机体平衡能力、柔韧性和肌肉力量，有良好效果，可以降低焦虑和抑郁程度。

一、适用人群

1. 适用于高血压、心脏病、糖尿病、高血脂、认知功能障碍、代谢综合征、骨骼肌减少及癌症术后康复等人群。

2. 适用于免疫力低下人群(体弱多病者)。

3. 适用于腰膝酸软、耳鸣、早衰等人群。

4. 适用于焦虑抑郁、脑力衰退(记忆力下降、反应迟钝、体力不支)等人群。

二、注意事项

1. 练习易筋经需要精神放松,形意合一。

2. 练习时要以自然呼吸为主,动作与呼吸始终保持柔和、协调与流畅,达到刚柔相济,虚实相兼。

3. 练习时间宜早晚各行一次,每次可练习 2 遍。

4. 练习者根据实际情况由易到难,由浅到深,循序渐进地练习。练习强度一般以微微出汗为宜,不可过量。

三、操作步骤

第一式–韦驮献杵(第一式)

动作要领:自然呼吸,双腿挺膝,双足跟内侧相抵,脚尖外撇,成立正姿势,躯干正直,百会穴与长强穴成一条直线;双手掌自然下垂于体侧;目平视,双手向前分抬合十,停于胸前膻中穴外,静立 60 秒。

中医功效:心包经之气血是在膻中聚集的,劳宫部位之气沿着心包路线充实于膻中,有凝神聚气的作用。通过上肢的反复运动,可以改善肩颈功能。

第二式–韦驮献杵(第二式)

动作要领:自然呼吸,双手手掌从胸前向体侧平开,手心朝上,成双臂一字状;同时双脚后跟翘起,脚尖着地,双目平视,静立 30 秒。

中医功效:综观这个第二式,正所谓一呼一吸降龙虎,水火升沉既济成。从此丹田开启,并联系全身,接通天地气。

第三式–韦驮献杵(第三式)

动作要领:逆呼吸,双手手掌分别上抬,至双臂成"U"字状时,双肘微弯,掌心朝上,尽力上托;同时咬齿,舌抵上腭,意念在胸部,静止 30 秒。

中医功效:意识停驻于双手手掌握外劳宫穴,全部发动上、中、下三焦及手足三阴五脏之气,加之下肢提踵的动作引导,达到意与气合,形与力合,可以很好地练气聚力。

第四式–摘星换斗

动作要领:①右式。逆呼吸,单吸不呼法,双脚后跟落地,全脚掌着地。左掌回收于背后,掌心朝下,尽力下按;同时扭项,目视右掌。式定后要气布胸际,深长鼻吸自由。②左式。左右手势互换,静立半分钟。

中医功效:此式可将发动的真气收敛,下沉入腰间双肾。通过抬头止视掌心及后仰,加强头部的旋转,充分促缩颈部肌肉,活动颈椎各个关节。

第五式–倒拽九牛尾

动作要领:①右式。逆呼吸,右脚跨前一步,成右弓步,同时右掌从体后向体前变握拳,翻腕上抬,拳心朝上停于面前。左掌顺式变拳,拳心朝上停于体后,两肘皆微屈;力在双膀,目视右拳,静立 30 秒。②左式。左右手腿势互换,左腿蹬力,身体随之前移,左脚提起跨前一步,成左弓步,同时左拳从体后向体前翻抬,右拳从面前向体后翻落,成左式,静立 30 秒。

中医功效:肝脾胆肋部位,平常间是很少会获得运动,倒拽九牛尾这个动作的巧妙之处在于双腿用力,作用于肝肾,前吸后呼。这样既符合阴阳相生原理,又集中气血开通一侧。左右结合,达到全开的目的。这样的姿势与动作,结合手型再加上呼吸,很充沛地畅通了身体两侧肝脾。通过"倒拽九牛尾"的锻炼,可使心情舒畅,甚至腹中鸣动,腰腿有力,平衡气血,锤炼精气神。

第六式–出爪亮翅

动作要领:逆呼吸,左腿蹬力,提左脚落于右脚内侧成立正姿势;同时双拳回收于腰际,拳心朝上,吸气,挺身,怒目,双拳变立掌,向体前推出,掌心朝前,掌根尽力外挺;然后用鼻呼气,双掌再变握拳,从原路回收于腰际,拳心向上;再鼻吸气,双拳变五掌前推,如此反复 7 次;意在天门。

中医功效:做这个动作时要求逐渐加大力气,正确要领是逐渐用力,先轻如推窗,后如排山倒海,缓慢加力,收掌时如海水还潮,渐渐收回,刚柔并济。久练此法,吸纳真气,促进自然清气与人体真气在胸中交汇融合,从而改善呼吸系统,养护五脏,以达到养生的效果。

第七式–九鬼拔马刀

动作要领:①右式。顺呼吸,右拳变掌从腰际外分上抬,至大臂与耳平行时,拔肩,屈肘,弯腰,扭项,右掌心朝内停于左面侧前,如抱头状;同时左拳变掌,回背于体后,尽力上抬,静立半分钟。②左式。左右手势互换,左臂伸直,左掌从体后向体侧上抬,同时右臂伸直,右掌顺式从头后经体侧下落,成左式,式定后约静立半分钟。

中医功效:这是左右对称的两个动作。运用了"肾开窍于耳"的原理,激发肾气,抑扬结合,清利大脑,活血颈椎,通畅督脉,强化劳宫。其也合乎"心神主脑"的医理。

第八式-三盘落地

动作要领:自然呼吸,左脚外开成马步,同时左掌下落,右掌从体后往体前上抬,至双手掌心朝上于胸前相遇时,继外分,双肘微屈,掌心朝下按力于双膝之前外侧。式定后舌抵上腭,注意牙齿,静蹲 30 至 60 秒。然后双腿起立,双掌翻为掌心朝上,向上托抬如有重物;至高与胸平时,再翻为掌心朝下,变马步,再成 8 式。三起三落,共蹲桩静立 1.5 至 3 分钟。

中医功效:"身体下蹲如坐椅子"这个是加强了下肢锻炼,激发全身气血,加快循环,达到内外气混合的目的。借助手臂贯通劳宫,引外气进入任脉,入五脏,一身清爽。

第九式-青龙探爪

动作要领:①右式。顺呼吸,双目平视,左足回收于右足内侧,成立正姿势;鼻呼,左掌自胸前变拳,顺式回收于腰际,右掌自胸前变爪,五指微屈,力周肩背,向体左伸探。②左式。左右手势互换,鼻吸,俯身,腰前屈,右爪从左至右经膝前围回;鼻呼,直身,变握拳停于腰际,同时左拳变爪,从腰际向体右伸探。左、右式反复做 3 遍。

中医功效:爪为筋之余,青龙探爪中的龙爪,着意活动手指,调节肝脏的藏血功能。左右旋转,这个动作目的在于牵拉两胁,起到疏肝理气的作用。双手握固,收于章门,从意识上加强对章门的关注,起到加强脾脏功能的作用。通过双臂和双手的接近地面动作,可以改善腰部及下肢肌肉的活动功能。

第十式-卧虎扑食

动作要领:①右式。逆呼吸,双目平前视,上式结式为双拳停于腰际。右脚向前迈一大步。左脚跟掀起,脚尖着地,成右弓步;同时俯身、拔脊、塌腰、昂头,两臂于体前垂直,双手十指撑地,意在指尖。静立 30 秒。②左式。身体起立,左脚向前跨一大步,成左弓步,做卧虎扑食左式,凡动作相反,为左右互换,静立 30 秒。

中医功效:通过小腿屈伸配合上肢的起伏加上呼吸,可起到肾气直达足踵的补阴效果。身体后仰,伸展胸腹,调养任脉,紧迫上肢气血,松透下肢气血,调理整个身体的阴经之气。

第十一式-打躬

动作要领:顺呼吸,上右脚平行于左脚内侧,距离约与肩宽;然后变为弓腰,垂脊,挺膝。头部探于胯下,同时双肘用力,双手掌心掩塞双耳且双手掌夹抱住后脑,意在双肘尖,随意停留片刻。

中医功效:此姿势可以充分锻炼督脉,强身健体,改善腰部和背部下肢的活动功能。"鸣天鼓"有醒脑、聪耳目,以及消除大脑疲劳的作用。

第十二式-掉尾

动作要领:顺呼吸,挺膝,十趾尖着地,双手下落,微屈,双掌相附,手心拒地;同时瞪目视鼻准,昂头,塌腰垂脊,凝神益志,意存丹田。式定后脚跟落地,再掀起,3次后即伸膀挺肘1次;共脚跟顿地21次,伸膀7次;然后起立,成立正姿势。

中医功效:此姿势可以调节全身气脉,强化腰背肌肉力量,有助于改善脊柱各关节肌肉的活动功能。

第3节 六字诀

【概述】

六字诀是我国古代流传下来的一种养生方法,为吐纳法。因其功法操作的核心内容是呼气吐字,并有6种变化,故常称"六字诀养生法"。该功法在南北朝陶弘景的《养性延命录》中,有这样的描述:"纳气有一,吐气有六。纳气一者谓吸也,吐气者谓吹、呼、唏、呵、嘘、呬,皆出气也"。吹以去热,呼以去风,唏以去烦,呵以下气,嘘以散寒,呬以解极。

六字诀是根据中医学阴阳五行、天人合一、生克制化的理论,按春、夏、秋、冬四时节序,配合五脏(肝、心、脾、肺、肾)属性及角、徵、宫、商、羽五音的发音口型,以呼吸、意念和肢体导引,引地阴之气上升,吸天阳之气下降,吐出脏腑之浊气,吸入天地之清气,通过鼻吸口呼,清气和浊气在人体与外界间相互转换,结合后天之营卫,推动真元,使气血畅行于五脏六腑之中,达散毒解结、调整虚实、健康身心、益寿延年之实效,可用于治疗脏腑功能失调的病证。

一、预备势

双脚自然站立,双手手臂自然下垂,全身都保持中正平和的状态。左脚向左移动半步,双脚平行站立,大约和肩同宽。头部和颈部都保持端正,下颌微收,含胸拔背,沉肩坠肘,唇齿合拢,舌抵上腭,目光看向前下方。微屈双手手肘,十指相对,掌心向上,缓缓上托至胸前乳水平。手掌内翻,掌心向下,缓缓下按至肚脐水平。双膝微屈下蹲,重心后坐,双手手掌内旋外翻,缓慢向前和两侧拨出。双掌内旋内收,掌心向里。缓慢直起身,一直收拢到肚脐前的位置。双手握在仪器,虎口交叉轻轻覆盖在肚脐神阙穴上。静立 30 秒,自然呼吸,目视前方或闭目。

二、嘘字诀

1. 发音:嘘(字音 xū),属牙音。

2. 口型:双唇微合,有横绷之力,舌尖向前并向内微缩,舌两边向中间微微卷起,牙齿露有微缝,向外吐气。

3. 对应人体脏腑:肝脏。

4. 操作提示:发音吐气时,嘴角后引,槽牙上下平对,中留缝隙,槽牙与舌边亦有空隙。发声吐字时,气从槽牙间、舌两边的空隙中呼出体外。

5. 动作:呼气念嘘字,足大趾轻轻点地,双手自小腹前缓缓抬起,手背相对,经胁肋至与肩平,双臂如鸟张翼向上、向左右分开,手心斜向上。两眼反观内照,随呼气之势尽力瞪圆。屈臂双手经面前、胸腹前缓缓下落,垂于体侧。再做第 2 次吐字。如此动作共做 6 次,调息,恢复预备势。

6. 临床应用:适用于治疗肝火旺,眼中赤色兼多泪等病证。

三、呵字诀

1. 发音:呵(字音 hē),为舌音。

2. 口型:口半张,舌尖抵下腭,腮稍用力后拉,舌边靠下排牙齿。

3. 对应人体脏腑:心脏。

4. 操作提示:发声吐气时,舌体上拱,舌边轻贴上槽牙,气从舌与上腭之间缓缓呼出体外。

5. 动作:吸气自然,呼气念"呵"字,足大趾轻轻点地;双手掌心向里,自冲门穴处起,循脾经上提,至胸部膻中穴处,向外翻掌,掌心向上上托至眼部。呼气尽吸气时,翻转手心向面,经面前、胸腹前,徐徐下落,垂于体侧。稍事休息,重复做 6 次,调息,恢复预备势。

6. 临床应用:适用于心神烦躁、口舌生疮及热痛等病证。

四、呼字诀

1. 发音:呼(字音 hū),为喉音。

2. 口型:撮口如管状,唇圆似筒,舌放平向上微卷,用力前伸。这个口型动作能牵引冲脉上行之气,并喷出口外。

3. 对应人体脏腑:脾脏。

4. 操作提示:发声吐气时,舌两侧上卷,口唇撮圆,气从喉出后,在口腔中形成一股中间气流,经撮圆的口唇呼出体外。

5. 动作:吸气自然,呼气念"呼"字,足大趾轻轻点地;双手由冲门穴处起,向上提,至章门穴上翻转手心向上,左手外旋上托至头顶(注意沉肩),同时右手内旋下按至冲门穴处,呼气尽;吸气时,左臂内旋变为掌心向里,从面前下落,同时右臂回旋变掌心向里上穿,双手在胸前相叠,左手在外、右手在内,两手内旋下按至腹前自然下垂于体侧。稍事休息,再以同样要领右手上托、左手下按做第 2 次呼字功。如此左右手交替共做 6 次为一遍,调息,恢复预备势。

6. 临床应用:用于治疗痰湿热生、泻痢肠鸣、吐水等病证。

五、呬字诀

1. 发音:呬(字音 xì),为齿音。

2. 口型:双唇微向后收,上下齿相对,舌尖入双齿缝内,由齿向外发音。

3. 对应人体脏腑:肺脏。

4. 操作提示:发声吐气时,上下门牙对齐,留有狭缝,舌尖轻抵下齿,气从齿间呼出体外。

5. 动作:吸气自然,呼气,双手由急脉穴处起向上提,过腹渐转掌心向上,抬至膻中穴时,内旋翻转手心向外成立掌,指尖与喉平,然后左右展臂宽胸,并推掌如鸟张翼,同时开始呼气念"呬",足大趾轻轻点地。呼气尽随吸气之势,双臂自然下落。重复做 6 次,调息,恢复预备式。

6. 临床应用:治疗咳嗽痰涎、胸膈烦躁、喉舌干等病证。

六、吹字诀

1. 发音:吹(字音 chuī),为唇音。

2. 口型:口微张,嘴角稍向后咧,舌微向上翘并微向后收。

3. 对应人体脏腑:肾脏。

4. 操作提示:发声吐气时,舌体、嘴角后引,槽牙相对,两唇向两侧拉开收紧,气从喉出后,从舌两边绕舌下,经唇间缓缓呼出体外。

5. 动作:吸气自然,呼气读"吹"字,双臂从体侧提起,双手经长强、肾俞向前画弧,沿肾经至俞府穴处,如抱球双臂撑圆,双手指尖相对;然后,身体下蹲,双臂随之下落,呼气尽时双手落于膝盖上部,在呼气念字的同时,足五趾抓地,足心空如行泥地,引肾经之气从足心上升。下蹲时身体要保持正直,下蹲高度直至不能提肛为止。呼气尽,随吸气之势慢慢站起,双臂自然垂于身体两侧。稍事休息,重复做 6 次,调息,恢复预备势。

6. 临床应用:腰腿无力或冷痛、目涩健忘、潮热盗汗、头晕耳鸣、男子遗精或阳痿早泄、女子梦交或子宫虚寒、牙动摇、发脱落,有较好的疗效。

七、嘻字诀

1. 发音:嘻(字音 xī),为牙音。

2. 口型:双唇微启稍向里扣,上下相对但不闭合,舌微伸而有缩意,舌尖向下,有嬉笑自得之貌、怡然自得之心。

3. 对应人体脏腑:三焦。

4. 操作提示:发声吐气时,舌尖轻抵下齿,嘴角略后引并上翘,槽牙上下轻轻咬合,呼气时使气从槽牙边的空隙中经过,呼出体外。

5. 动作:呼气念"嘻"字,足四、五趾点地;双手如捧物状,并由体侧耻骨处抬起,过腹至膻中穴处,翻转手心向外,并向头部托举,双手手心向上,指尖相对。吸气时,双臂内旋,双手五指分开由头部循胆经路线而下,拇指经过风池,其余四指过侧面部,再历渊腋,以意送至足四趾端之窍阴穴。共做 6 次,调息,恢复预备式。

6. 临床应用:清利三焦之火旺,适用于三焦不畅而引起的耳鸣、眩晕、喉痛、咽肿、胸腹胀闷、小便不利等病证。

八、收势

摩腹：双手缓缓抱在腹部前面，并轻轻覆盖肚脐处，双手虎口交叉相握。双膝慢慢伸直，静立 30 秒。双掌以肚脐为中心轻揉，先顺时针 6 圈，再逆时针 6 圈。

根据中医整体治疗的理论，本着五行相生的原则，全套练习六字诀，每个字吐 6 次，早晚各练 3 遍，如某一脏器有病，相应之字可加练 1~3 倍。但不宜只单练一个字，以免引起不适。加练的字可安排在练功前、后，并配合 6 次呼吸。

第 4 节　呼吸操

【概述】

　　呼吸操是一种通过呼吸控制并运用有效的呼吸模式，使吸气时胸腔扩大，呼气时胸腔缩小，并促进胸廓运动，同时改善通气功能的训练方法。利于肺泡排出残气，从而改善肺通气功能，增加气体交换。呼吸操可有效调节人体五脏六腑，促进健康。

一、适合人群

呼吸操适用于：①慢阻肺、肺炎、肺不张、肺栓塞等呼吸系统疾病患者；②冠心病、高血压、肺心病等心血管疾病患者；③高位截瘫、肌肉/神经疾病等造成呼吸肌无力患者；④有严重脊柱侧弯或后凸等胸廓畸形患者；⑤胸或腹部手术前患者；⑥老年人及长期卧床者；⑦焦虑、紧张及应激状态者。

二、腹式呼吸与缩唇呼吸

(一)腹式呼吸

腹式呼吸,又称为膈式呼吸,主要靠腹肌和膈肌收缩而进行的一种呼吸,关键在于协调膈肌和腹肌在呼吸运动中的活动。经鼻吸气,腹肌放松,膈肌收缩,位置下移,将腹部鼓起;经口呼气,腹肌收缩,膈肌松弛,腹部凹下。使吸气和呼气时间比达到 1:2 或 1:3。腹式呼吸初始时可每日做 2 次,每次 10 至 15 分钟。逐渐增加次数及每次时间。

(二)缩唇呼吸

缩唇呼吸是一种人群易掌握的呼吸功能康复训练的技巧。其方法为:闭嘴经鼻吸气 2 至 3 秒,再缩唇缓慢呼气 4 至 6 秒,呼气时缩唇大小的程度可自行选择调整。吸气与呼气时间比为 1:2。采用缩唇呼吸可降低过快的呼吸频率,提高潮气量,改善肺内气体交换。

三、卧位呼吸操

(一)目的

避免下肢静脉形成血栓,防止呼吸肌的废用及提高胸廓扩张的能力。

(二)要求

要求穿宽松舒适的衣服,不要过度换气和屏气,可随时停止,或吸氧进行,去枕平卧于床上。

(三)操作步骤

1. 颈部运动:卧位吸气,呼气颈部向前微屈,吸气回位。共 8 个循环。

2. 肩甲运动:卧位吸气,吸气耸肩,呼气回位。共 8 个循环。

3. 扩胸运动:仰卧位,双手枕于耳后,吸气扩胸,呼气回位。共 8 个循环。

4. 转体运动:仰卧位吸气,呼气躯干向左侧翻转,吸气回位;呼气躯干向右侧翻转,吸气回位。共 8 个循环。

5. 开腿运动:仰卧位吸气,呼气双腿打开,吸气双腿合并回位。共 8 个循环。

6. 勾脚运动:仰卧位吸气,呼吸左脚尖勾起,吸气回位;呼气右脚尖勾起,吸气回位。共 8 个循环。

四、坐位呼吸操

(一)目的

减少卧床带来的不利影响,增强在坐位下的呼吸相关核心肌力的稳定度以及呼吸的配合度。

(二)要求

要求穿宽松舒适的衣服和运动鞋,不要屏气和过度换气,可随时停止,或吸氧进行,坐在带靠背的椅子上,或者坐在床边,双脚平放在地上。

(三)操作步骤

1. 颈部运动:吸气抬头,呼气回位;吸气左转,呼气回位;吸气右转,呼气回位。共 8 个循环。

2. 肩甲运动:端坐位,双手叉腰,吸气提肩甲,呼气回位;吸气肩甲外旋,呼气肩甲内旋。共 8 个循环。

3. 转体运动:端坐位,双手叉腰,呼气身体向左转,吸气回位;呼气身体向右转,吸气回位。共 8 个循环。

4. 抬腿运动:抬一侧大腿与小腿呈 90°,脚尖绷直,另一侧腿为支点,端坐吸气。呼气抬左腿,吸气回位;呼气抬右腿,吸气回位。共 4 个循环。脚尖绷直,呼气抬左腿伸直,吸气回位;呼气抬右腿伸直,吸气回位。共 4 个循环。

5. 勾脚运动:端坐位,呼气左脚尖抬起,吸气回位;呼气右脚尖抬起,吸气回位。共 8 个循环。

五、立位呼吸操

(一)目的

其目的是提高下肢肌力和平衡能力,减少直立性低血压的发生,提高有氧运动的能力。

(二)要求

要求穿宽松舒适的衣服和运动鞋,不要屏气和过度换气,可随时停止,身体自然放松,必要时吸氧。所有活动都以不出现次日的疲劳为限。

(三)操作步骤

1. 颈部运动:立位,双手自然下垂。吸气抬头,呼气回位;吸气左转,呼气回位;吸气右转,呼气回位。共 8 个循环。

2. 扩胸运动:立位,左脚向外跨一步,双手抬高,重叠于胸前,吸气扩胸,呼气回位;右脚向外跨一步,双手抬高,重叠于胸前,吸气扩胸,呼气回位。共 8 个循环。

3. 转体运动:吸气左脚向外跨一步,展开双臂,呼气身体向左旋转,吸气回位,呼气整理;吸气右脚向外跨一步,展开双臂,呼气身体向右旋转,吸气回位,呼气整理。共 8 个循环。

4. 旋腰运动:吸气左脚向外跨一步,双手叉腰,呼气旋转臀腰部,吸气回位,呼气整理;吸气右脚向外跨一步,双手叉腰,呼气旋转臀腰部,吸气回位,呼气整理。共 8 个循环。

5. 侧屈运动:吸气左脚向外跨一步,左手叉腰,呼气右臂贴耳侧身,吸气回位,呼气整理;吸气右脚向外跨一步,呼气左臂贴耳侧身,吸气回位,呼气整理。共 8 个循环。

6. 蹲起运动:吸气左脚向外跨一步,双手抬高,呼气下蹲,吸气回位,呼气整理;吸气右脚向外跨一步,双手抬高,呼气下蹲,吸气回位,呼气整理。共 8 个循环。

7. 原地踏步:节奏和抬腿高度按个人量力而行,最后两个 8 拍减慢、放松。

六、注意事项

1. 对于活动中出现不适感,如呼吸困难、胸闷、胸痛、头晕及视物模糊等,应及时暂停并休息。

2. 对于体能较差,不能维持站位者建议行卧位和坐位训练,坐位不能完成从卧位开始。

3. 对于糖尿病患者,建议在餐后 1 小时以后开始活动,活动中如出现头晕、出冷汗等症状,应及时暂停活动,并且监测血糖。

4. 近期血压偏高者,避免活动过快,并减少活动量。

5. 存在低血压的患者,建议增加双手"快速握拳-放松"的活动,活动中避免从卧位过快地转为坐位或者站立位。

第5节　耳穴按摩操

【概述】

　　耳穴是耳郭皮肤表面与人体脏腑经络、组织器官、四肢百骸相互沟通的部位,能反映身体的生理功能和病理变化,是诊断和治疗疾病的特定点。《养性书》中记载:"以手摩耳轮,不拘遍数,所谓修其城郭,以补肾气,以防聋聩也"。实践证明,按摩耳穴可提高人体免疫力,增强身体的抗病能力。为此,主编特编排耳穴按摩操。此法简便易行,易懂易学,可随时练习,便于掌握。

一、适用人群

　　耳穴按摩操的动作简单,不受场地、体位限制,意识清楚、能自主活动的人群均适用。

二、注意事项

　　1. 进行耳穴按摩前注意选择宽敞、空气清新的环境,体位舒适即可。

　　2. 清洁双手,适当涂抹润肤露,以减少按摩的摩擦力。

　　3. 力度适中、均匀,舒缓地进行耳部穴位按摩,以感觉耳郭局部热涨为宜,按摩完成后应适当休息,并注意保暖。

三、操作步骤

　　1. 搓热双手,唤醒耳朵,前、后、上、下按摩耳郭,按摩 3 次。

2.先按心肺脑,再按肾肝脾(用拇指、示指沿耳甲腔心肺区和耳甲艇肝肾区对按)。

3. 消化功能不能少(用示指沿耳轮脚周围消化道区顺行按摩)。

4. 泌尿生殖很重要(用拇指、示指沿三角窝对压)。

5. 颈胸腰腿强筋骨(用拇指沿对耳轮体自下而上推按)。

6. 美容养颜驻容颜(用拇指、示指按摩耳舟区)。

7. 良好睡眠身体健(用示指自外耳道口→内分泌→皮质下→垂前方向按摩)。

以上 1~7 个步骤各做 7 拍,重复循环 3~7 次,每天早晚按摩效果更佳。

参考文献

[1] 孙秋华.中医护理学(第三版)[M] . 北京:人民卫生出版社,2016.

[2] 刘革新.中医护理学(第二版)[M] . 北京:人民卫生出版社,2006.

[3] 赵春妮,贺松其.中西医临床医学导论(第二版)[M] . 北京:科学出版社,2017.

[4] 王玉玲.急腹症中西医结合护理手册 [M] . 天津:天津科技翻译出版有限公司,2018.

[5] 刘翠,官亚东,陈秀娟.中西医结合护理学 [M] .北京:科学技术文献出版社,2016.

[6] 朱正琴. 中西医结合护理的体会[J]. 中医药管理杂志,2017(09):173-175.

[7] 张伯礼. 中医药发展的机遇与任务[J]. 中国中西医结合杂志,2017,37(02):145-146.

[8] 张素秋,陈丽丽,王丹清等. 中医护理临床发展历程及展望[J]. 中国护理管理,2019,19(10):1464-1466.

[9] 陈淑娇,李灿东. 论大健康背景下的中国特色的中医健康管理模式[J]. 中华中医药杂志,2017,32(11):4789-4792.

[10] 曾素兰. 护理文化创新[J]. 中国护理管理,2019,19(z1):156-158.

[11] 陈淑娇,李灿东.论大健康背景下的中国特色的中医健康管理模式 [J] .中华中医药杂志,2017.

[12] 袁嘉丽,刘永琦.免疫学基础与病原生物学[M].北京:出版社:中国中医药出版社,2018.

[13] 王贵强,王立祥,张文宏.免疫力就是最好的医生[M].北京:人民卫生出版社,2020.

[14] 施洪飞,方泓.中医食疗学[M].北京:中国中医药出版社,2018.

[15] 马烈光,蒋力生.中医养生学[M].北京:中国中医药出版,2018.

[16] 谢梦洲,朱天民.中医药膳学[M].北京:中国中医药出版社,2019.

[17] 孙秋华.中医护理学第4版[M].北京:人民卫生出版社,2017.

[18] 冼绍祥,全小明.中医专科专病护理常规 [M].北京:人民军医出版社,2012.

[19] 陈荣秀.中医科常见疾病护理常规 [M].北京:人民卫生出版社,2018.

[20] 陈燕.内科护理学 [M] .北京:中国中医药出版社出版,2016.

[21] 国家中医药管理局医政司.护理人员中医技术使用手册[M].北京:中国中医药出版社出版,2015.

[22] 徐桂华.张先庚.中医临床护理学 [M]第2版.北京:人民卫生出版社,2018.

[23] 陈立典.康复护理学[M].第2版.北京:中国中医药出版社出版,2016.

[24] 张素秋.中医医院新入职护士培训教程 [M] .北京:中国中医药出版社出版,2019.

[25] 丁建中.中医护理学(中级)[M] .北京:中国中医院出版社出版,2006.

[26] 中华中医药协会.中医护理常规技术操作规程 [M] .北京:中国中医药出版社,2006

[27] 黄丽春.耳穴治疗学 [M]第2版.北京:科学技术文献出版社.2017.

[28] 黎贵湘,程桂兰,夏庆.特色专病中西医结合护理手册[M].北京:科学出版社.2015.

[29] 张澍,霍勇.内科学心血管内科分册[M].北京:人民卫生出版社.2016.

[30] 陈志强,杨关林.中西医结合内科学[M].3 版.北京:中国中医药出版社.2016

[31] 尤黎明,吴瑛.内科护理学[M].6 版.北京:人民卫生出版社.2017.

[32] 张伯礼,吴勉华.中医内科学 4 版[M].北京:中国中医药出版社.2017.

[33] 国家中医药管理局医政司.国家中医药管理局发布的 52 个病种中医护理方案 [M] .北京:中国中医药出版社.2015.

[34] 国家中医药管理局医政司.国家中医药管理局发布的 92 个病种中医临床路径和中医诊疗方案 [M] .北京:中国中医药出版社.2017.

[35] 张素秋,孟昕,李莉.常见病中医护理常规 [M] .北京:人民军医出版社,2012.

[36] 张洪凤.中医护理常规及技术操作 [M] .天津:天津科学技术出版社,2015.

[37] 刘亚娴.中西医结合肿瘤病学 [M] .北京:中国中医药出版社,2016.

[38] 徐桂华,张先庚.中医临床护理学 [M] .第二版.人民卫生出版社,2019.

[39] 国家中医药管理局医政司.护理人员中医技术使用手册 [M] .北京:中国中医药出版社.2017.

[40] 汪受传.中医儿科学 [M] .北京:中国中医药出版社,2010.

[41] 于春象,王泓升,李先涛.中医养生保健. [M] .北京:中国医药科技出版社,2018.

[42] 国家体育总局健身气功管理中心.健身气功 易筋经 [M] .北京:人民体育出版社,2003.

[43] 刘洪波,孙武权,胡军.易筋经锻炼防治老年人常见病的作用 [J] .临床医药文献杂志,2018,5(94):180−181.

[44] 孔亚敏,严隽陶,史智君.健身气功易筋经临床研究进展 [J] .中国中医药信息杂志,2019,26(2):133−136.

[45] 王永炎,严世芸.实用中医内科学 [M] .上海:上海科学技术出版社,2009

[46] 上海中医药大学附属龙华医院护理部,上海市中医护理协作中心.常见病证中西医结合健康教育 [M].上海:上海科学技术文献出版社,2009.

[47] 陈愉生,高占成.慢性阻塞性肺疾病 [M] .北京:人民卫生出版社,2014.

[48] 许银姬.慢性阻塞性肺疾病 [M].北京:人民卫生出版社,2015.

[49] 林梅,田丽,王莹.内科常见疾病护理常规 [M].北京:人民卫生出版社,2017.

[50] 戴自英.实用内科学 [M] .北京:人民卫生出版社,1995.

[51] 吴小燕,陈群.肺胀病的辩证施护 [M] .北京:中国中医急诊,2000.

[52] 张露凡.中医妇科与儿科护理 [M] .北京:中国医药科技出版社,1998.

[53] 陈荣秀,赵岳.妇儿科常见疾病护理常规 [M].北京:人民卫生出版社,2017.

[54] 赵淑萍,黄煜,等.中西医结合妇产科学 [M] .北京:科学技术文献出版社,2018.

[55] 孙海燕等.子宫肌瘤(健康教育丛书)[M].北京:中国中医药出版社,2005.

[56] 茹凯.呼吸养生六字诀 [M] .长春:吉林科学技术出版社,2013.

[57] 邱慧芳.六字诀 [M].长春:吉林科学技术出版社,2009.

[58] 方方.五禽戏六字诀 [M].长春:吉林出版集团有限责任公司,2010.

[59] 黄桂玲.全员参与骨科护理质量管理的实践与成效 [J].中华护理杂志,2014,49(2):186-188.

[60] 魏力,付丽,马红梅.外科常见疾病护理常规[M].北京:人民卫生出版社,2018.

[61] 李乐之,路潜.外科护理学 第5版[M].北京:人民卫生出版社,2012.

[62] 周仲瑛.中医内科学[M].新世纪(第二版).山东:中国中医药出版社,2017.

[63] 陈佩仪.中医护理学基础[M].北京:人民卫生出版社,2018.

[64] 田向阳,程玉兰.健康教育与健康促进基本理论与实践[M].北京:人民卫生出版社,2016.

[65] 李秀云,汪晖.临床护理常规[M].北京:人民军医出版社,2013.

[66] 王维宁,王玉玲,狄红月.中医科常见疾病护理常规[M].北京:人民卫生出版社,2017.

[67] 张剑勇,娄玉钤.风湿免疫疾病中医特色疗法[M].北京:人民卫生出版社,2019.

[68] 陈红风.中医外科学[M].北京:中国中医药出版社,2016.

[69] 陈达灿.中西医结合皮肤性病学[M].北京:中国中医药出版社,2017.

[70] 冬梅,陈维文.蛇串疮中医诊疗指南(2014年修订版)[J].中医杂志,2015,56(13):1163-1168.

[71] 带状疱疹中国专家共识工作组.带状疱疹中国专家共识[J].中华皮肤科杂志,2018,51(06):403-408.

[72] 中华中医药学会皮肤科分会.皮肤科分会银屑病中医治疗专家共识(2017年版)[J].中国中西医结合皮肤性病学杂志,2018,17(03):273-277.

[73] 白彦萍,王红梅,齐潇丽.寻常型银屑病中医外治特色疗法专家共识(2017年)[J].中国中西医结合皮肤性病学杂志,2017,16(06):547-550.

[74] 黄亮亮,陈明燚,李灿东,陈淑娇.基于"瘥后防复"的新型冠状病毒肺炎恢复期健康管理方案及案例分析[J].福建中医药,2020,51(04):04-07.

索　引